Inhalt

1. **Niemals schaden.** Verantwortung tragen.

„You are not a doctor. As a first aider you should send for a doctor at once except for minor injuries. Your job is to keep the patient from getting worse until medical attention can arrive, by preventing shock, stopping bleeding, giving artificial respiration or doing whatever else is necessary."

Robert Baden-Powell („BiPi"), Scouting for boys 1908

Garantenstellung: Egal ob haupt- oder ehrenamtlich - wer organisatorische Verantwortung trägt, hat für die Sicherheit der Teilnehmer zu sorgen. Das gilt z. B. für Erzieher und Lehrer, Jugendgruppenleiter, Veranstalter von Berg- und Wandertouren, Kanufahrten und Cayoning. Medizinisches Personal, Skipper, Tauchlehrer, Berg- und Skitourenleiter sind sich ihrer besonderen Hilfeleistungspflicht bewusst. Vieles davon ist auch für Individualreisende sehr ratsam:

- Was muss ich über Notfallpläne, Notfallmedikamente oder die simple Bedienung eines Blutzuckermessgerätes wissen? Gibt es Nahrungsmittelunverträglichkeiten? Frage unbedingt mittels **Gesundheitsbogen** nach Allergien, Vorerkrankungen, Voroperationen, Medikamenten, Kontaktdaten und Krankenversicherung der Teilnehmer. Vor Reiseantritt muss der ausgefüllte Bogen eingefordert und in Augenschein genommen werden. Nur so kann die Reiseleitung entscheiden, ob eine sichere Teilnahme möglich ist, sich auf besondere Bedürfnisse des Einzelnen vorbereiten und unterwegs adäquat auf Notfälle reagieren. Bei **Alkoholabhängigkeit** sind Reisen und Segeltörns fernab von medizinischer Versorgung und Evakuierungmöglichkeit unmöglich: Es droht ein lebensgefährlicher Entzug. Hinterfrage solche Expeditionen ebenso bei Schwangerschaft oder schweren Erkrankungen.
- Die gesetzliche Krankenversicherung schließt die Notfallversorgung in weiten Teilen Europas mit ein („EHIC": European Health Insurance Card, auf der Rückseite der Ver-

sicherungskarte), teils muss in Vorkasse getreten werden. In Bosnien-Herzegowina, Tunesien und in der Türkei ist der Auslandskrankenschein der Krankenkasse nötig. **Nicht eingeschlossen** sind Spitzbergen, die britischen Kanalinseln, Isle of Man, Färöer, Andorra, Monaco, San Marino, Vatikan, Kosovo und die niederländischen Antillen. Doch die EHIK gilt nur für das u. U. einfache, öffentliche Gesundheitswesen und nicht für den Rücktransport. So ist eine **Auslandskrankenversicherung** generell ratsam, wegen der Rückholung auch für Privatpatienten: Mit Ambulanzjet zurück von Fernzielen kostet über 100.00 Euro. Testberichte von Stiftung Warentest und Finanztest beurteilen die Verträge der Anbieter. Meist beträgt die maximale erlaubte Reisedauer nur sechs Wochen. Um im Todesfall die Angehörigen vor einem finanziellen Desaster zu schützen, sollten an Bergekosten gedacht werden. Für Taucher muss eine Druckkammerbehandlung abgedeckt sein. Viele deutsche Pfadi-Verbände haben Vorverträge mit der Ecclesia-Versicherung, auch die Alpenvereine bieten besondere Konditionen für Ihre Mitglieder - vor Antritt prüfen. Auslandskrankenversicherungen bieten eine **Hotline**, die 24/7 medizinische Fragen auf deutsch beantwortet und Kenntnis über die Infrastruktur im Reiseland besitzt. **Habe die Versicherungsnummer der Police und die Notfallnummer der Hotline stets griffbereit.**

- In der Schweiz, Österreich und Deutschland sind alle zur **Ersten Hilfe verpflichtet** - außer bei Eigengefährdung. Speziell in einer **Garantenstellung gibt es keine Ausreden** wie: „Ich wollte nichts falsch machen." „Ich wusste nicht mehr." Bei Unsicherheiten in den lebensrettenden Sofortmaßnahmen ist ein Erste-Hilfe-Kurs (CH: Nothilfekurs) fällig. Als kleiner Trost: Medizinisches Personal hat trotz der Routine in der Patientenversorung eine Pflicht zum jährlichen Notfalltraining. Ohne **Rettungsschwimmer** vor Ort darf niemand ins Wasser.

- Im Kanu, Kajak oder sonstwie auf dem Wasser sind **Rettungswesten** Pflicht. Für Unfallverhütung und Hygiene empfehle ich eine kompakte Checkliste der Pfadi-Bewegung Schweiz: https://pfadi.swiss/media/files/do/js30401716d-gesundheit_im_lager.pdf
- Hilfeleistungspflicht schließt die Mitnahme von **Erste-Hilfe-Material** mit ein, angepasst an die Reise. Das kann an die Teilnehmer delegiert werden, z. B. mit einer Checkliste. Auch ein **Mobiltelefon** ist unverzichtbar: Kommt es wegen vermeidbaren Verzögerungen beim Notruf zu gesundheitlichen Schäden, droht in einer Garantenstellung der Vorwurf einer unterlassenen Hilfeleistung. Erwäge ein satellitengestützes Notrufsystem, wenn die Reiseroute für schlechten Mobilfunkempfang bekannt ist. Das gilt besonders für kommerzielle Veranstalter.
- Natürlich darf zu sinnvollen Hausmitteln geraten werden. So braucht es für´s Entfernen von Zecken keine weißen Halbgötter: Auch Affen lausen sich gegenseitig und fragen nicht ihrem Tierarzt. Einfach mit einer spitzen Splitterpinzette, der Nymphia®-Zeckenschlinge oder einer Zeckenkarte möglichst nah der Haut packen und nicht auf den Zeckenleib drücken. Respektiere die Privatsphäre: Jeder entscheidet selbst, ob und wer dabei hilft.
- Alles was **über Hausmittel und den üblichen Erste-Hilfe-Kurs hinausgeht,** z. B. die Wunddesinfektion, die Hitzeanwendung bei Insektenstichen oder die Gabe von freiverkäuflichen Medikamenten - mag als ***Selbstbehandlung klug und sinnvoll*** sein, kann aber beim ***„Verarzten" anderer*** *juristisch* als ***Körperverletzung*** zählen!
- Fülle **verbrauchtes Erste-Hilfe-Material** nach der Reise oder dem Zeltlager wieder auf.
  Gasflaschen dürfen **nie in geschlossenen Räumen** gelagert werden, auch nicht bei scheinbar guter Lüftung. Sie gehören nach draußen in einen abschließbaren Käfig.

2. Raus aus der Gefahrenzone.

Eigenschutz vor Fremdrettung. Wirst du selbst verletzt, nützt das niemandem. So sehr du auch helfen willst: Achte zuerst auf alles, was dir gefährlich nahe kommen könnte.

- **Aggressive Personen,** Betrunkene.
- **Verkehrsunfälle.** Warndreieck. Geh´ hinter die Leitplanke für den Fall, das noch Fahrzeuge reinkrachen. Und rauche nicht: Benzinpfützen können sich entzünden.
- **Wohnungsbrände** und **Stromunfälle:** Halte min. 1 m Abstand zu Haushaltsstrom, und min. 6 m Abstand zu Hochspannungsleitungen bzw. Straßen-/Bahnoberleitungen.
- **Ertrinkende** umklammern dich mit aller Gewalt! Nur Rettungsschwimmer sollten es überhaupt wagen, die Person im Wasser zu packen. Nutze besser eine Leine oder ein Surfbrett. Für Wasserratten ist die Rettungsschwimmerausbildung der beste „Outdoor-Erste-Hilfe-Kurs“!
- **Verschüttungs- und Ertrinkungsgefahr.** An Steilküsten buddeln Kinder Höhlen, die dann plötzlich einstürzen! Vorsicht mit maroden Gebäuden, alten Bergwerken, Getreidesilos, Baugruben, Höhlen, Erdrutsch, in der Kanalisation, bei Lawinengefahr oder auf Gletschern
- **Gewitter**: Raus aus dem Wasser und weg von exponierte Stellen wegen Blitzschlag. Meide in den Bergen Verschneidungen wegen Steinschlag.

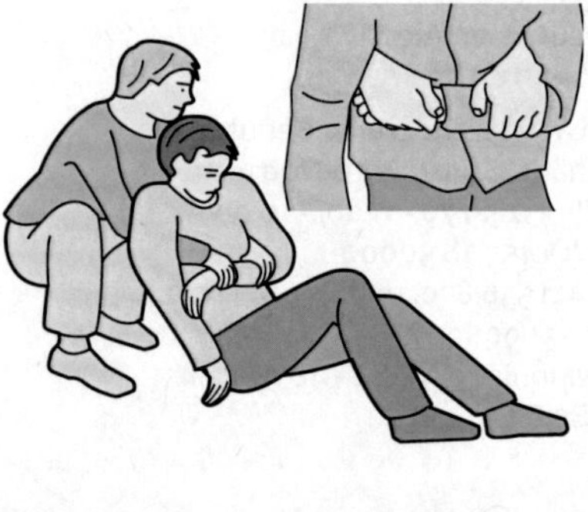

Abb. 1: *Wenn´s brenzlig ist, kannst du eine hilflose Person mit dem* ***Rautek-Griff*** *schnell wegziehen, vielleicht packt jemand anderes an den Füßen mit an. Achte darauf, daß die* ***Daumen parallel mit den Fingern den Unterarm fassen*** *- nicht gegenläufig, sonst drücken sie gegen seine Rippen. Aufgrund der Verletzungsgefahr wird er in Erste-Hilfe-Kursen nur noch demonstriert, nicht geübt.*

3. Brennende Personen löschen.

Bringe denjenigen am besten zu Boden und ersticke die Flammen mit einer schwer entflammbaren (Militärwoll-) Decke. Oder lösche mit Wasser. Benutze notfalls einen Feuerlöscher, aber vermeide dass schädliches Löschpulver, -Schaum oder Kohlendioxid in die Atemwege gelangt.

4. Verstärkung rufen.

Fackel´ nicht lange, wenn trotz Erster Hilfe Profis gebraucht werden. Mit dem **Euro-Notruf 112** erreichst du in (fast ganz) Europa, der Türkei und Israel den Rettungsdienst, die Feuerwehr oder die Polizei. Nur für Belarus lautet sie 103. In Russland, in den USA und in Kanada wird die 112 auf die lokale Notrufnummer umgeleitet. In der **Schweiz** und **Österreich** besitzt die **Rettung/Sanität/Ambulanz** eine Direktwahl: **144.** Im Ausland gibt die Hotline der **Reisekrankenversicherung** verlässliche Auskünfte, 24/7 und auf deutsch! Habe deren Nummer und die deiner Police für den Notfall griffbereit.

Die **Bergwacht** ist via Euro-Notruf 112 - oder direkt erreichbar:

- Frankreich: 15, aus dem Ausland +33 450 53 16 89
- Italien: 118 - geht nur aus dem Festnetz! Mobil: 112.
- Österreich: 140, aus dem Ausland: +43 512,
- Schweiz: 1414 (Rega/Rettungsflugwacht), Wallis: 144, aus dem Ausland +41 333 333 333,
- 24 h-Notrufzentrale des Deutschen Alpenvereins - nur für Vereinsmitglieder: +49 89 306 570 91.

Die **Seenotrettung** hilft auch Wattwanderern. Benutze die Ländervorwahl, bes. in Grenznähe! Sonst: Euro-Notruf 112.

- Belgien „Oostende Radio“: +32 59 70 - 11 00/ - 10 00
- Dänemark „Lyngby Radio“: +45 728 50000
- D: „Bremen Rescue“: +49 421 536 870, mobil: +49 124 124.
- NL: „Den Helder Rescue“: +31 9000 111
- Polen „Witowo Radio“ Świnoujście MRSC +48 913 214 917 bzw. Gdynia MRCC +48 58 661 019

	Deutschland	Österreich	Schweiz	Weltweit
A	Aachen	Anton	Anna	Alfa
Ä	Umlaut Aachen	Ärger	Ätsch	Alfa-Echo
B	Berlin	Berta	Berta	Bravo
C	Chemnitz	Cäsar	Cäsar, Charly	Charlie
CH	-	Christine	-	Charlie-Hotel
D	Düsseldorf	Dora	Daniel	Delta
E	Essen	Emil	Emil	Echo
F	Frankfurt	Friedrich	Friedrich	Foxtrott
G	Goslar	Gustav	Gustav	Golf
H	Hamburg	Heinrich	Heinrich	Hotel
I	Ingelheim	Ida	Ida	India
J	Jena	Julius	Jakob	Juliett
K	Köln	Konrad	Kaiser	Kilo
L	Leipzig	Ludwig	Leopold	Lima
M	München	Martha	Marie	Mike
N	Nürnberg	Nordpol	Niklaus	November
O	Offenbach	Otto	Otto	Oscar
Ö	Umlaut Offenb.	Österreich	Örlikon	Oscar-Echo
P	Potsdam	Paula	Peter	Papa
Q	Quickborn	Quelle	Quasi	Quebec
R	Rostock	Richard	Rosa	Romeo
S	Salzwedel	Siegfried	Sophie	Sierra
Sch	-	Schule	-	-
ß	Eszett	scharfes S	-	Sierra-Sierra
T	Tübingen	Theodor	Theodor	Tango
U	Unna	Ulrich	Ulrich	Uniform
Ü	Umlaut Unna	Übel	Übermut	Uniform-Echo
V	Völklingen	Viktor	Viktor	Victor
W	Wuppertal	Wilhelm	Wilhelm	Whiskey
X	Xanthen	Xaver	Xaver	X-Ray
Y	Ypsilon	Ypsilon	Yverdon	Yankee
Z	Zwickau	Zeppelin	Zürich	Zulu

In Notlagen bietet die Botschaft des eigenen Landes **konsularischen Schutz**, z. B. Gewaltopfern, bei dem Tod von Angehörigen, schweren Unfällen oder der eigenen Verhaftung, ersatzweise die Botschaften anderer EU-Länder.

Für Deutsche: Auswärtiges Amt	+49 - 30 - 18170 (dringende Notfälle) +49 - 30 - 5000 - 2000 (9:00 bis 15:00) +49 - 18 - 8817 - 44444
Für Italiener	https://serviziconsolarionline.esteri.it/ScoFE/index.sco
Fir Lëtzebuerger Ministère des Affaires étrangèrs et européennes	Tél.: +352 - 247 - 823 00 Fax: +352 - 223 - 144 Email: boite.officielle@mae.etat.lu
Für Österreicher: Bundesministerium für Europa, Integration und Äußeres	+43 - 1 - 9011 - 54411 www.bmeiga.gv.at
Für Schwiizer: Eidgenössisches Department für auswärtige Angelegenheiten	Tel: +41 - 800 - 247 - 365 Fax: +41 - 313 - 227 - 866 Email: helpline@eda.admin.ch

Die **exakte Ortsangabe** ist im Notfall das Allerwichtigste. In der gesamten EU dürfen Rettungsleitstellen den Standort des Anrufers ermitteln und nutzen dazu vielerorts **„Advanced Mobile Location"** (AML), eine vollautomatische, im Betriebssystem des Smartphones integrierte Standortbestimmung und -Übermittlung. *Schalte vor dem Notruf bei Dual-SIM-Handys die SIM-Karte mit dem schlechteren Empfang ab, um Fehlfunktionen von AML zu vermeiden.* Weiter bieten sich Notfall-Apps zur Standortmarkierung an, z. B. **Echo112.com** - sie ist kostenlos und ihre „Testfunktion" auch im Privaten praktisch: Dann wird für die nächsten 15 min der Standort des Anrufers auf einer Internetseite sichtbar, ohne extra Software, weltweit. **Messengerdienste** wie WhatsApp ermöglichen eine Standortkarte zu verschicken (Plus-Zeichen oder Büroklammer-Symbol). Die **Notrufsäulen** an Autobahnen, in Österreich und der Schweiz auch an Schnell- bzw.

Nationalstraßen, beinhalten ebenso eine klare Ortsangabe.

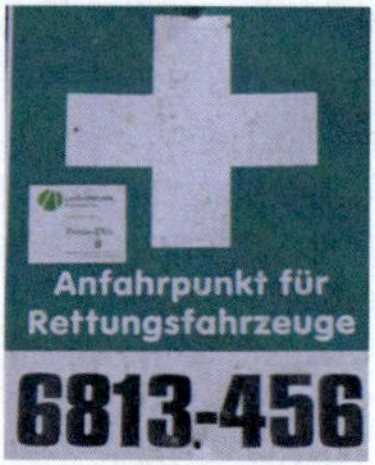

Abb. 2: *Ursprünglich wurden die **Anfahrtspunkte für Rettungsfahrzeuge** in Deutschland und Luxemburg eingerichtet, um verletzte Waldarbeiter schneller zu finden. Längst sind sie auf vielen Wanderkarten eingezeichnet. Die App **„Hilfe im Wald“** zeigt den nächsten Anfahrtspunkt an und mit der Lupenfunktion kann ein bestimmter Punkt angesteuert werden (gilt nicht für Bremen, Thüringen, MV, Berlin).*

Schlechtes Netz?

- Ziehe ein Dual-SIM-Handy mit SIM-Karten verschiedener Anbieter vor.
- Textnachrichten werden leichter übermittelt als Sprachverbindungen hergestellt, doch die Notrufnummern (112 etc.) sind nicht per SMS erreichbar. Du kannst aber eine SMS/WhatsApp o. ä. einer Person schicken, welche die Rettungsleitstelle bei sich vor Ort anruft. Diese gibt wiederum den Hilferuf an die richtige weiter.
- Satelittengestützte Systeme (z. B. SPOT®-Gen3-Messenger, ab 180 Euro, zzgl. mindestens 15 Euro/Monat).
- In der Schweiz darf jeder - ohne Gebühr oder Lizenz - mit einem Notfunkgerät (ab 250 SFR) direkt die Rettungsflugwacht REGA rufen - natürlich nur im Notfall, wenn es kein NATEL (Mobilfunk-) Netz gibt.

5. Ordnung im Chaos.

„Sieh zu, dass der Verunfallte warm hat, in Ruhe gelassen und nicht von gaffenden Leuten bedrängt wird.“

BiPi, Das Wolfsbuch

Wundere dich nicht, wenn auch du bei einem Notfall Bammel bekommst und sprunghaft wirst. Wir denken dann nicht mehr klar und haben einen Tunnelblick, so dass wir heran-

nahende Fahrzeuge o. a. Gefahren übersehen. So verständlich das ist, so wenig hilft es in einer heiklen Lage weiter. Konzentriere dich im ersten Tohuwabohu auf vier Dinge:

1. **Sicherheit**. Rundumblick. Unfallstelle absichern.
2. **Lösche brennende Personen** (S. 8), **öffne** ggf. die **Atemwege** bei Bewusstlosen und halte deren Kopf zart in Längsachse, gleich zum Rumpf ausgerichtet (S. 22f). **Komprimiere starke Blutungen** mit einem Tuch, einem Druckverband oder notfalls einem Tourniquet (S. 27f).
3. **Euro-Notruf 112:** Wo ist der Notfall? Ist die Zufahrt frei? Was? Geschätzt wieviele? Gibt es für Rettungshubschrauber Hindernisse wie Stromleitungen oder Seilbahnen.
4. **Beistand, Wärme und Privatsphäre.** Je schlimmer verletzt, umso gefährlicher ist eine zusätzliche Unterkühlung! Die verstärkt Blutungen, weil die „Gerinnungsfaktoren", d. h. die Enzyme der Blutgerinnung, dann langsamer arbeiten. Halte für Verkehrsopfer eine einfache Isomatte, eine Wolldecke und ´n großen Regenschirm im Kofferraum bereit. Letzterer nützt auch als Sichtschutz.

Wenn du die Unfallstelle abgesichert hast, dann -

- Verteile gezielt Aufgaben an Schaulustige und bitte die übrigen in aller Höflichkeit, Platz für die Rettungsmaßnahmen zu schaffen. Herumschreien kann jeder, Lächeln und die Contenance behalten nicht.
- Begebe dich auf Augenhöhe zur verletzten Person und stelle dich mit Namen und deiner medizinischen Qualifikation vor, z. B. „Ich bin Ersthelfer".
- Sieze höflich alle ab 15 Jahren. Frage die Person nach dem Namen, was ihr weh tut, ob sie gut Luft bekommt und die Arme und Beine vorsichtig bewegen kann. Notiere die Namen und Telefonnummern der Angehörigen.
- Beruhige mit dem Hinweis, dass du da bleibst, bis der Rettungsdienst eintrifft - soweit das nötig ist. Frage, ob du die Hand halten darfst. Fasse ihr nicht unbedacht an den Kopf oder an den übrigen Körper.

- Frage nach dem Hergang, um einen Überblick zu gewinnen, aber mache keine Vorwürfe. Die Schuldfrage klären später Polizei, Anwälte und Richter.

Seelischen Beistand zu leisten ist schlicht menschlich und gar nicht so schwer. Du muss vor allem einfach „da sein", „da bleiben", also den Verletzten oder Erkrankten nicht alleine lassen. Sei mitfühlend und bleibe positiv - soweit irgendwie realistisch.

6. Lebensgefahr erkennen.

1. Logisch, das hier ´was nicht stimmt: **Bewusstlosigkeit, Schnappatmung** (oder gar keine) und **grau-blaue Haut** sind Zeichen einer schweren Hirnschädigung, Vergiftung, Unterzuckerung oder eines Kreislaufstillstandes.

2. Alarmzeichen für einen schweren Blutverlust sind:

- **Blutlachen** von mehr als 50 x 50 cm bei Erwachsenen,
- **sprudelnd-spritzende Blutungen, Bluterbrechen**, und
- das **Erbrechen von schwarzem „Kaffeesatz"** oder pechschwarzer **„Teer"-Stuhl** - beides ist umgewandeltes Blut!

3. **Schmerz** ist ein sinnvolles Warnlämpchen! *„Die Schmerzen sind 's, die ich zu Hilfe rufe; denn es sind Freunde, Gutes raten sie."* - ist von Goethe. Jeder kennt drückende oder stechende Kopfschmerzen bei einer Erkältung, Bauchschmerzen bei Brechdurchfall (vgl. S. 51ff) oder Kreuzschmerzen nach einer halben Stunde Schneeschippen. Doch wenn die Ursache nicht so offenkundig ist: Nicht einfach Ibuprofen einwerfen, sondern bei **ungewöhnlichen Schmerzen, besonders an Kopf, Brust oder Bauch** ärztliche Hilfe aufsuchen. Rufe den Rettungsdienst, wenn dir die Situation bedrohlich erscheint.

Anhand von weiteren Alarmzeichen lässt sich **unmittelbar Lebensgefährliches** im **Körperinneren** erkennen, ganz **egal, was tatsächlich die genaue Ursache** ist. Das kann z. B.

eine Sepsis („Blutvergiftung"), eine Lungenentzündung oder Lungenembolie, ein Herzinfakt, ein allergischer Schock, eine schwere Höhenkrankheit, eine Kohlenmonoxidvergiftung, eine Über- oder Unterzuckerung oder eine bedrohliche innere Blutung sein - je mehr der folgenden Kriterien sich finden, desto ernster ist die Lage:

4. **Das Gehirn „tickt nicht richtig":** Derjenige ist „nicht bei sich", lethargisch, schläfrig, verwirrt, schreckhaft auf Berührung oder ganz bewusstlos - ohne dass ein Schlafmangel oder geringer Alkoholkonsum das erklären.
5. **Mehr als 22 Atemzüge pro Minute** - zähle sie aus!
6. **Sehr kalte, schwitzige Haut** („kalter Schweiß").
7. **Verzögerte Kapillarfüllung:** Unter´m Fingernagel blasst die Haut auf kurzen Druck ab. Dauert ´s nach dem Loslassen mehr als zwei Sekunden bis sie wieder rosig ist, dann hat der Blutkreislauf ein Problem!
8. **Schneller, schlecht tastbarer Puls:** Dafür braucht es ein wenig Übung - übe das Pulsfühlen bei dir selbst.
9. Rote und schwarze ***Hautflecken, die nicht unter dem Druck eines Trinkglases verschwinden***, sind Ausdruck der Gerinnungsstörung i. R. einer Sepsis. („Blutvergiftung").

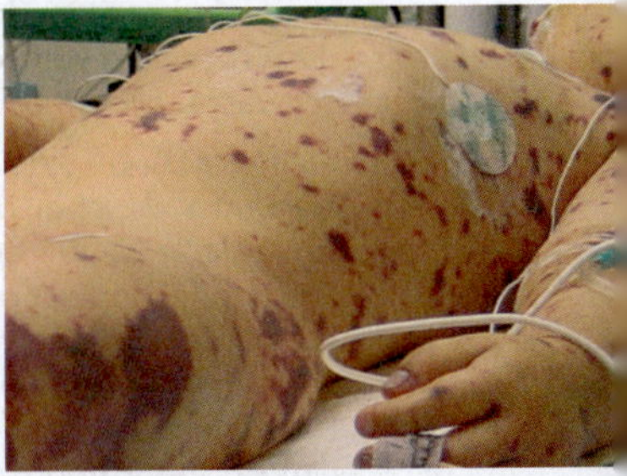

Abb. 3: *Schwerkrankes Kind mit Meningokokkensepsis. Mit freundlicher Unterstützung von Okapia, wissenschaftliche Bildagentur Frankfurt a. M.*

10. Ein **Schlaganfall** (Hirnschlag) ist ein ***schlag***artiger **Gehirnschaden** aufgrund einer plötzlichen Gefäßstörung, entweder durch ein verstopftes Blutgefäß oder durch eine Gehirnblutung. Rufe bei Schlaganfallverdacht immer den Rettungsdienst. Woran erkennst du das?

    A) Die Symptome traten **innerhalb weniger Minuten** auf oder waren (morgens) beim Aufwachen plötzlich da.

UND

B) es besteht min. eines der drei folgenden Kriterien:

- **Halbseitenlähmung:** einseitige Schwäche und/oder Taubheitsgefühl, d. h. *eine Gesichtshälfte, ein Arm oder ein Bein sind* gestört, *die der anderen Seite nicht.*
- Die **Sprache stockt**, ist verwaschen, fehlt ganz oder die Sätze sind durcheinandergewürfelt (Wortsalat),
- **Sehstörungen in der *gleichen Gesichtsfeldhälfte*** (also der rechten oder der linken) ***beider Augen.*** Decke dazu die Augen des Betroffenen wechselnd ab, um zu beurteilen, ob die Störung beim Sehen mit dem rechten, linken oder beiden Augen besteht.

Prüfe den Schlaganfall-Verdacht:

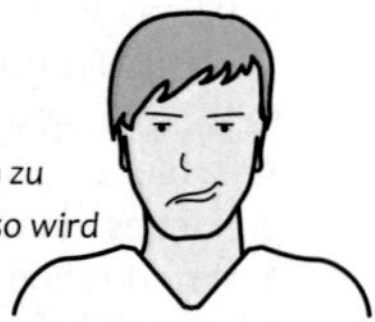

Abb. 4: *Fordere die Person auf, ihre Augen zusammen zu kneifen, die Zähne zu zeigen und die Stirn zu runzeln – so wird eine* ***halbseitige Gesichtslähmung*** *deutlich sichtbar. Hier: linke Bildhälfte = rechte Gesichtshälfte.*

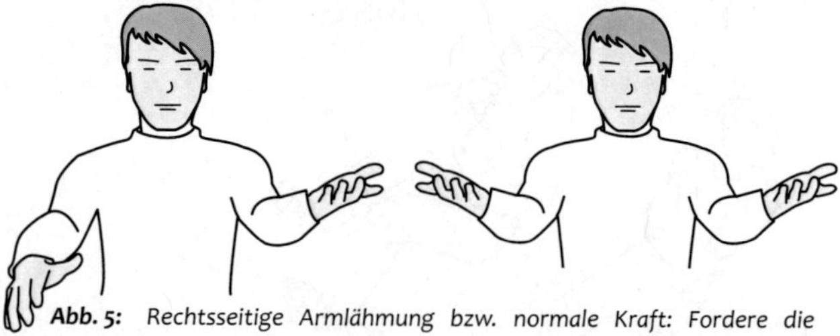

Abb. 5: *Rechtsseitige Armlähmung bzw. normale Kraft: Fordere die Person auf, bei geschlossenen Augen die Arme nach vorne und die Daumen nach außen zu halten: Der gelähmte Arm sinkt ab und dreht nach innen.*

11. Unter einem **epileptischen Krampfanfall** versteht man synchrone, rhythmische Entladungen von Gehirnzellen. Diese werden in der Regel durch **Muskelzuckungen** oder krampfartige Muskelanspannungen sichtbar. Sie können nur „fokal" an Arm oder Bein auftreten oder „generali-

siert“ am ganzen Körper. Bei fokalen Anfällen bleibt derjenige wach, bei generalisierten nicht. **Epilepsie** bezeichnet eine Häufung dieser Anfälle. Dagegen sind Muskelzuckungen beim Einschlafen harmlos. Durch Aufwecken enden sie prompt.

Oft kündigt sich ein Krampfanfall durch unvermitteltes Innehalten der Person an, ihren starren Blick, durch Schmatzen oder Nesteln. Häufig **stöhnt** der Krampfende erst, bevor er die Augen verdreht und **stürzt**. Die **Pupillen** sind **maximal weit.** Während des Anfalls ist die Atmung gestört, so dass die **Haut blau-grau** wird. Meist enden die beidseitigen Muskelanspannungen und rhythmischen Zuckungen nach zwei bis drei Minuten von selbst. Oft kommt es während des Anfalls zu **Zungenbissen** und unfreiwilligem **Einnässen**, die im Anschluss bemerkt werden. ***Für unvorbereitete Augenzeugen ist es ein dramatisches Ereignis***, besonders beim ersten Mal und wenn sie dem Betroffenen nahe stehen. Daneben gibt es viele weitere, weniger auffällige Epilepsieformen.

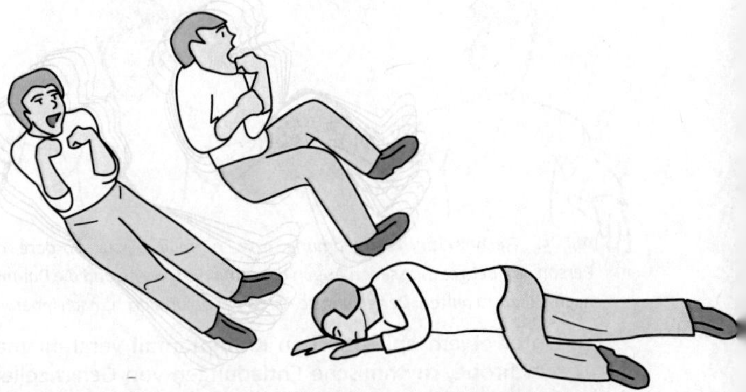

Abb. 6: Generalisierter Krampfanfall: *„Die Person stößt einen Schrei aus und fällt hin, mit zuckenden Gliedern und Schaum vor dem Mund.“*

BiPi, Scouting for boys

Achtung: Auch beim **Kreislaufstillstand** oder einer **„Synkope“** (kurze Bewusstlosigkeit) kann anfangs der Körper zucken. Ebenso findet sich hier „Bewusstlosigkeit“, eine „gestörte, nicht-normale Atmung“ mit blau-grauem Teint und Einnässen. Ein Muskelzucken länger als 30 s spricht gegen einen Kreislaufstillstand. Beginne im Zweifelsfall mit der Herzdruckmassage, siehe S. 24ff.

Erste Hilfe: Notruf 112, *wenn´s keinen individuellen, ärztlich festgelegten Notfallplan mit Medikamentengabe bei bekannter Epilepsie* gibt. Schütze die Person vor Verletzungen; breche z. B. einen Glimmstengel ab. Versuche kein Messer zu entreißen, sondern umhülle es mit einem Stück Stoff. Messe bei Diabetikern den Blutzucker und gebe bei Unterzuckerung das Gegenmittel Glucagon, wenn es dir gezeigt wurde.

7. Zaubertricks.

7.1 Auf Fingern pfeifen.

Damit kannst du lauter als mit einer Trillerpfeife sein. Und wenn du unmittelbar vor einer Gefahr warnen willst, sind deine Finger sofort „griffbereit“! Probiere zuerst mit zwei Händen:

- Die Zungenspitze wird ein wenig gaumenwärts gerollt.
- Die Handflächen nach unten.
- Zeige- und Mittelfinger beider Hände in einem 60° Winkel am Unterrand der Zunge – genau mittig.
- Die Lippen dichten die Finger seitlich ab.
- Kräftig ausatmen!
- Viel Üben, verändere Zunge und Finger in kleinen Schritten, bis es klappt: das kann zwei Tage dauern!

Wenn du es mit zwei Händen, bzw. vier Fingern gelingt, probiere es mit nur einer Hand:

- Die Zunge ist ein wenig nach oben gerollt. Die Handfläche zeigt nach unten.

- Daumen und Zeigefinger bilden ein O.
- Lege die Stelle, an der sich Daumen und Zeigefinger berühren, an den Unterrand der Zunge – genau mittig.
- Die Lippen dichten Daumen und Zeigefinger seitlich ab.

Mit Lärm, Lichtblitzen (Taschenlampe, Signalspiegel) oder durch Winken kannst du versuchen, auf dich aufmerksam zu machen – nur wie soll jemand Fremdes erraten, was das bedeuten soll? 1894 hatte dazu der Brite Clinton Thomas Dent eine bestimmte Signalfolge als **alpines Notfallsignal** (alpine distress signal) vorgeschlagen, welche bis heute international Bestand hat. **Ich brauche Hilfe =**

- Sechs Signale pro Minute (alle 10 s) - eine Minute Pause.
- Wiederholen bis das Signal beantwortet wird.

Wenn du ein **alpines Notfallsignal erkennst,** verständige sofort die Bergwacht (siehe S. 8) und antworte mit:

- Drei Signale pro Minute (alle 20 s) - eine Minute Pause
- Wiederholen bis das Signal erkannt wird.

Die Idee kam nicht von ganz ungefähr: Dent (1850-1912) war Chirurg und Vorsitzender des britischen Alpine Club. Gemeinsam mit dem schweizer Bergführer Alexander Burgener und anderen glückten ihm die Erstbesteigungen der Lenzspitze (4294 m), der Aiguille du Dru (3754 m), dem Portjengrates (3654 m) und dem Zinalrothorn (4221 m). Er erforschte mittels Ballonfahrten den Einfluss der Höhenluft und postulierte eine Akklimatisierung daran. In seinem Buch „Above the snowline“ (1885) stufte er die Besteigung des Mount Everest recht treffend als unsinnig, aber menschenmöglich ein. 2019 hatte ihm die Warteschlange vorm Gipfel recht gegeben.

7.2. **Blockierte Atemwege** und **Heimlich-Manöver.**

Allgemeines: Kann jemand normal sprechen, so sind seine Atemwege frei und haben kein Problem. Dagegen sind **pfeifende** oder **juchzende Geräusche** während einer - im

Vergleich zum Ausatmen - **verlängerten Einatmenphase** („Stridor") typisch für Hindernisse im Kehlkopf oder in der Luftröhre, *nicht* der Bronchien. Hellhäutige Personen können **tiefblau** aussehen (Blausucht, „Zyanose", S. 20/Abb. 7). Alarmiere den **Rettungsdienst** schon bei leisesten Hinweisen auf verlegte Atemwege, denn innerhalb kürzester Zeit kann sich die Situation dramatisch verschlechtern. Fahre unter normalen Umständen niemanden mit einem Atemwegsproblem selbst ins Spital. Nur an abgelegenen Orten kann es nützen, dem bodengebundenen Rettungsdienst entgegenzufahren, *dann muss aber der Treffpunkt glasklar sein.* Die größte Gefahr ist, das durch die Erschütterungen beim Fahren der Fremdkörper noch schlimmer in die Quere gerät.

Ursachen für blockierte Atemwege sind:

1. **Verschluckte Nahrung** oder Süßigkeiten können die Atemwege verstopften. Mach´ niemals mit Kaugummi oder Bonbon im Mund Sport!
2. Bei einem **Bienen- oder Wespenstich in die Zunge oder den Rachen** können die Atemwege so zuschwellen, dass die Person keine Luft mehr bekommt. Erste Hilfe: Notruf 112, Speiseeis oder Eiswürfel lutschen, antiallergische Histaminblocker - Beipackzettel beachten. Abschwellendes Xylometazolin-Nasenspray - im Rachen angewendet - kann bei Luftnot helfen und ist hier im „rechtfertigendem Notstand" zulässig - Beipackzettel beachten. Vorsicht: *Bei Säuglingen und Kleinkindern ist Xylometazolin nicht ungefährlich und die Dosierung streng zu befolgen!*
3. Kinder dürfen **niemals mit** ihrem **Fahrradhelm auf Kletternetzen** turnen. Wenn sie sich mit dem Helm im Netz verfangen, werden sie leicht erdrosselt!
4. An **Fischgräten** oder **Hühnerknochen** im Hals erstickt so schnell niemand, trotzdem sind sie sehr unangenehm. Mittels Essen von trockenem Brot lassen sie sich in aller Regel aus der Engstelle befördern. Nur bei anhaltenden Schmerzen, also über ein bis zwei Tage hinaus, geht´s

zum HNO-Arzt: Sehr, sehr selten durchstößt der Fremdkörper die Speiseröhre und verursacht schlimmstenfalls einen gefährlichen Abszess (Eiterhöhle).

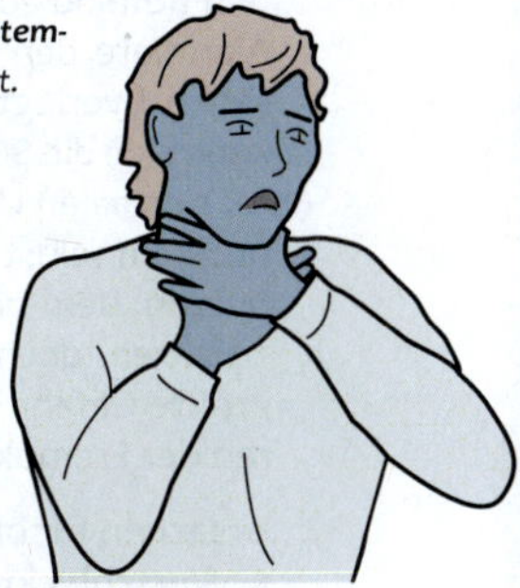

Abb. 7:* *Typischer Anblick bei Fremdkörpern in den Atemwegen, *solange der Betroffene noch bei Bewusstsein ist.*

Verschluckter Fremdkörper? Ist jemand

- **blau,**
- **unfähig** zu **husten,** zu **sprechen** oder zu **atmen** und/oder
- **umfasst** er dabei seinen **Hals,**

können **Rückenschläge** den Fremdkörper nach draußen befördern, aber Achtung: **KEINE Rückenschläge,** solange derjenige noch **kräftig husten oder sprechen** kann - dann nur zum Husten auffordern, Hilfe holen und beobachten! Hier können Rückenschläge die Lage verschlechtern!

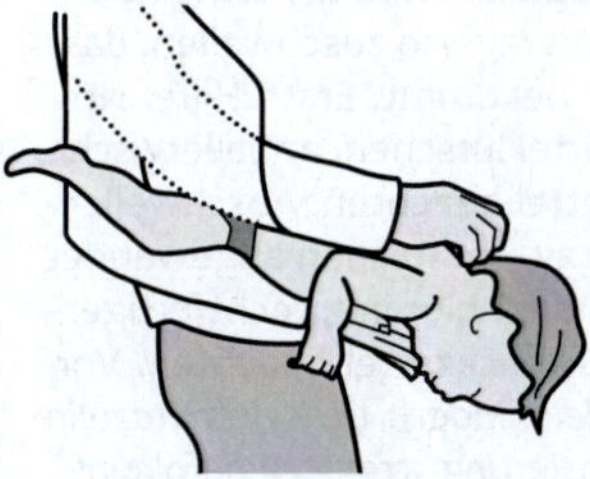

Abb. 8:* *Rückenschläge *bei einem Säugling. Beachte das gleichzeitige Stützen des Kopfes mit der unteren Hand, um die Halswirbelsäule zu schonen.*

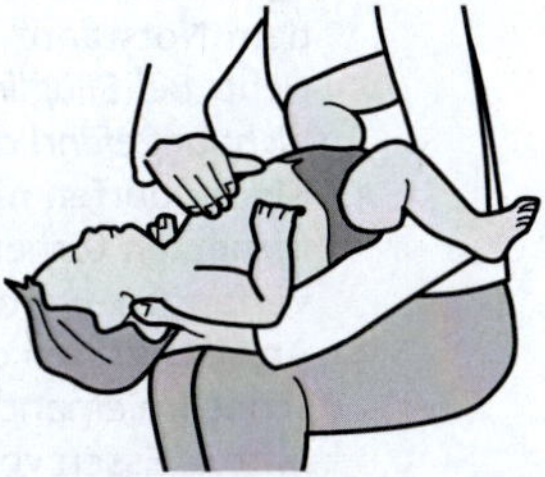

Abb. 9: *Wechsle bei Säuglingen und Kleinkindern nach fünf Rückenschlägen in Kopftieflage auf* ***fünf Brustkorbkompressionen.*** *Drehe dazu das Kind aus der Bauch- in die Rückenlage. Dabei stützt die zweite Hand Kopf- und Hals: Suche nach jedem Wechsel Mund und Rachen nach dem Fremdkörper ab. Nach fünf Brustkompressionen folgen wieder fünf Rückenschläge, u.s.w.*

Haben die fünf Rückenschläge keinen Erfolg, dann wird das **Heimlich-Manöver** angewandt, **jedoch NICHT im ersten Lebensjahr,** denn bei Säuglingen ist die Gefahr einer Leber- oder Milzverletzung zu groß. Umfasse den Patienten mit beiden Armen von hinten, bilde mit einer Hand eine Faust, die du mit der zweiten ergreifst und drücke dann ruckartig in die Magengrube, bestenfalls katapultiert das den Fremdkörper aus den Atemwegen. Wechsle nach fünf Versuchen zurück zu den Rückenschlägen und so weiter, entweder bis du Erfolg hast oder derjenige das Bewusstsein verliert. Beginne bei Bewusstlosen direkt mit der **Herzdruckmassage** bzw. **Wiederbelebung** (siehe S. 24ff). Auch Brustkorbkompressionen wie bei der Herzdruckmassage können einen Fremdkörper aus den Atemwegen befördern. Achte darauf, ob sich irgendwas nach einer Weile aus dem Mund oder Rachen entfernen lässt.

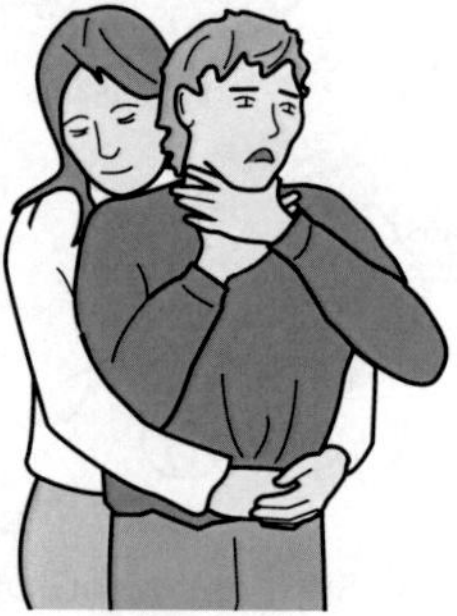

Abb. 10: ***Heimlich-Manöver.*** *Liegt der Patient am Boden, wird das Manöver rittlings, auf den Beinen des Patienten sitzend, Richtung Magengrube stoßend, durchgeführt.*

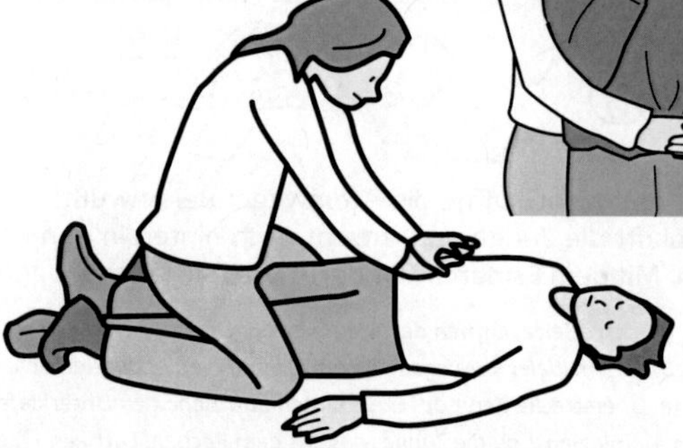

So oder so, auch bei Erfolg ist eine ärztliche Kontrolle erforderlich, denn Leber und Milz können durch die Stöße ver-

letzt sein! Die Idee zum „Heimlich"-Handgriff hatte 1974 der amerikanische Chirurg Henry J. Heimlich (1929-2016). Ihm selbst bot sich erst im Ruhestand die Gelegenheit, seine Technik praktisch anzuwenden: Gleich zweimal rettete er damit noch das Leben von Mitbewohnern seines Altenheimes, *zuletzt mit 96 Jahren, ein halbes Jahr vor seinem Tod.*

7.3 Was tun mit einer bewußtlosen Person?

- Ist die Haut normal **rosig** und die **Atmung tief** und **regelmäßig?** Dann ist sie „nur" **bewusstlos.** Euro-Notruf 112.

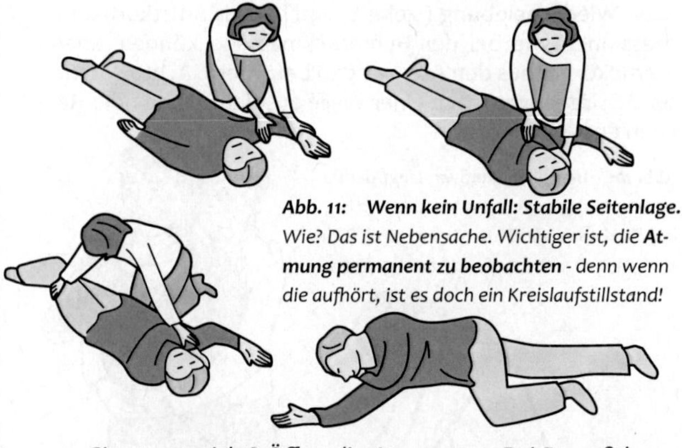

Abb. 11: ***Wenn kein Unfall: Stabile Seitenlage.*** *Wie? Das ist Nebensache. Wichtiger ist, die* ***Atmung permanent zu beobachten*** *- denn wenn die aufhört, ist es doch ein Kreislaufstillstand!*

- Sie atmet nicht? Öffne die Atemwege: Bei Bewußtlosen erschlafft die Zunge und rutscht nach hinten in den Rachen. Mit dem **Esmarch-Handgriff** wird sie rausgezogen.

Abb. 12: *(nächste Seite)* ***Öffnen der Atemwege*** *nach Friedrich v. Esmarch (1823 - 1908), einem Kieler Chirurgen, Militärarzt und Pionier der deutschen Ersten Hilfe. Überstrecke den Kopf nach hinten und ziehe den Unterkiefer nach oben. Damit ziehst du die Zunge raus aus dem Rachen, Luft kann nun zur Lunge strömen. Bei* ***COVID-19-Verdacht soll nicht mehr der*** *- nun nach dem Öffnen hoffentlich einsetzende -* ***Luftstrom*** *mit dem Ohr vor dem Ge-*

sicht der Person **durch Hören und Fühlen** *erfasst, sondern nur noch die Brustkorbbewegungen beobachtet werden. (Deutscher Rat für Wiederbelebung, GRC, 24.4.2020).*

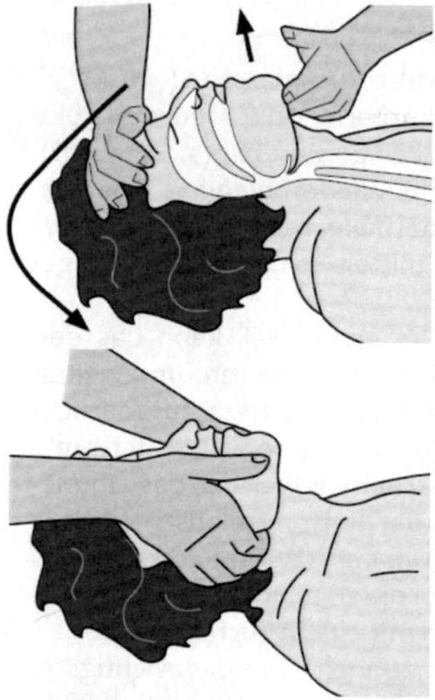

***Abb. 13:** Öffnen der Atemwege nach Unfällen: Bei Fahrzeuginsassen Motorradfahrern, Ertrunkenen nach Kopfsprung in flaches Wasser könnte zusätzlich die Halswirbelsäule (HWS) verletzt sein. Um die HWS zu schonen, geschieht hier das Öffnen der Atemwege nur durch Hochschieben des Unterkiefers - OHNE Überstrecken des Kopfes.*

Abb. 14: *Ohne* **Helmabnahme** *droht ein bewußtloser Motorradfahrer zu ersticken! Öffne zuerst die* **rote Gurtschließe unter´m Kinn***. Ein Helfer hält die ganze Zeit den Kopf in einer geraden Achse zum restlichen Körper. Anschließend wird der Kopf weiter so gehalten, notfalls unterpolstert.*

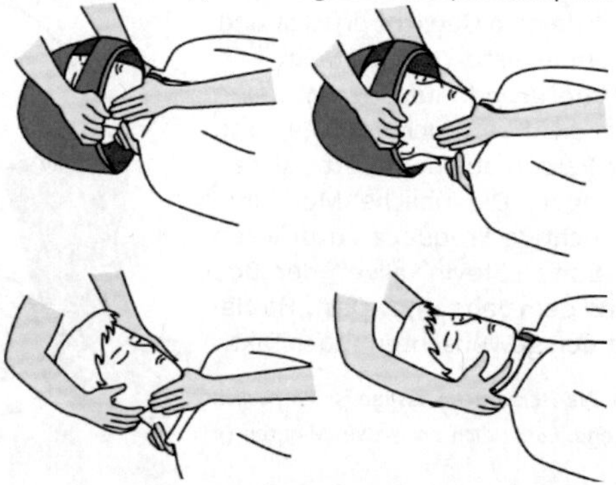

7.4 Herzdruckmassage.

Es gibt zwei gute Gründe für Herzdruckmassage („HDM“):

1. Eine **verschluckter Fremdkörper** der die Atemwege blockiert und zur Bewußtlosigkeit geführt hat (s. Seite 18ff).
2. **Kreislaufstillstand,** d. h. **zur Wiederbelebung** einer bewußtlosen **Person OHNE normale, regelmäßige und tiefe Atemzüge** - TROTZ der, mittels Esmarch-Handgriff geöffneten Atemwege.

Die Technik ist die gleiche. Im ersten Fall kann das den Fremdkörper aus der Luftröhre katapultieren. Im zweiten Fall wird durch die Kompressionen das Herz ausgedrückt (und bei Entlastung wieder gefüllt) und so ein „Notstrom“-Betrieb des Blutkreislaufs geschaffen, welcher das Überleben des Gehirns sichert, bis der Rettungsdienst das Herz wieder zum Schlagen bringt. Um bei **COVID-19-Verdacht** das Ansteckungsrisiko durch Aerosole zu mindern, wird das **Gesicht** der bewußtlosen Person **mit einem Tuch bedeckt.**

Lege sofort los! In beiden Situationen ist es das Wichtigste, sofort mit einer Herzdruckmassage zu beginnen. Entkleide ohne zu zögern den Oberkörper – auch bei Frauen.

Drücke **100- bis 120-mal pro Minute** auf die Brustkorbmitte. Lege deine Hände übereinander, halte die Arme durchgestreckt, so dass du senkrecht von oben mit deinem Gewicht drückst und wieder entlastest. Wichtig ist ein **fester Untergrund**. Auf einer Matratze verpufft die Herzdruckmassage, also erst die Person aus dem Bett auf den Boden legen. Die übliche Merkhilfe, um die richtige Frequenz zu drücken ist der Song „Stayin´ alive“ der Bee Gees aus dem Jahr 1977. Das „Ha-Ha-Ha“ hat den gewünschten 100er Takt.

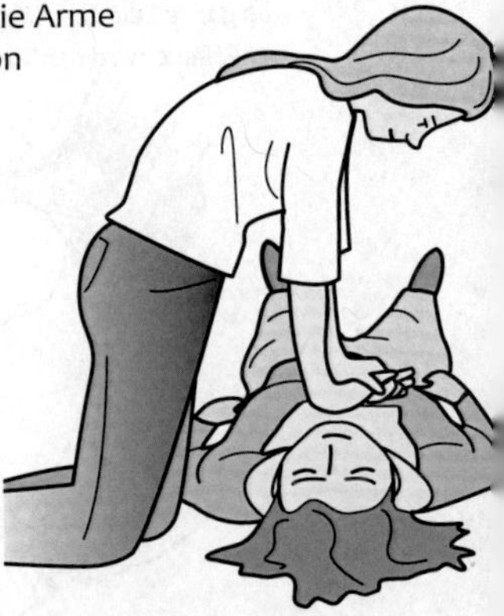

Abb. 15: *Die **Herzdruckmassage** ist körperlich anstrengend. Lasse dich nach zwei Minuten (=*

5 x 30 Kompressionen) auswechseln, sonst lässt die Effektivität nach. Der Brustkorb soll etwa um ein Drittel, bei Erwachsenen um etwa 5 cm zusammengedrückt werden. Bei älteren Menschen ist er nicht mehr so elastisch, erschrecke dich nicht, wenn eine Rippe knackst. Die kann wieder heilen. Bei Hochschwangeren muss ein zweiter Helfer den Bauch mit den Händen nach links ziehen, damit das Ungeborene nicht auf die untere Hohlvene drückt und den Rückfluss zum Herz stört.

Wiederbelebung kurz & bündig:

1. Eigene Sicherheit?! Schutzausrüstung, wenn vorhanden.
2. **Prüfen**: KEINE Atmung TROTZ geöffneter Atemwege?
3. **Rufen**: Euro-Notruf 112, „Ort?“, „*Laufende Reanimation!*“
4. **Drücken**: Herzdruckmassage 100-120 mal/min. Bedecke bei Verdacht auf COVID-19 das Gesicht der bewusstlosen Person mit einem Tuch, um Aerosole zu vermeiden.
5. Jemand bringt einen **Automatischen Externen Defibrillator** (AED) her? Super! Einfach anschalten, Elektroden anhand der Bilder draufkleben und den Anweisungen folgen bzw. defibrillieren. Achte darauf, dass niemand dabei die Person berührt - Verletzungsgefahr!
6. **Mund-zu-Mund** bzw. **-Nase-Beatmung,** bei COVID-19-Verdacht ist das die Entscheidung des einzelnen Ersthelfers.

7.5. Atemspende

Allgemein soll bei COVID-19-Verdacht **KEINE Mund-zu-Mund/Nase-Beatmung** erfolgen. **Bei Kindern** (und Haushaltsangehörigen des Helfers) wird es dem Laien-Erstretter selbst überlassen, doch zu beatmen und sich damit der Infektionsgefahr auszusetzen. Denn: Für Kinder ist die Atemspende so essentiell wie die Herzdruckmassage.

Abb. 16: *(nächste Seite)* **Mund-zu-Mund-Beatmung** *(mit geschlossener Nase), auch eine Mund-zu-Nase-Beatmung (mit geschlossenem Mund) oder Mund-zu-Mund/Nase-Beatmung (bei Kleinkindern) ist möglich. Kopf überstreckt und den Unterkiefer hochgezogen lassen. Die „Atemspende“ ist ein uralte Hebammenweisheit, die regungslose, blaue Neugeborene nach*

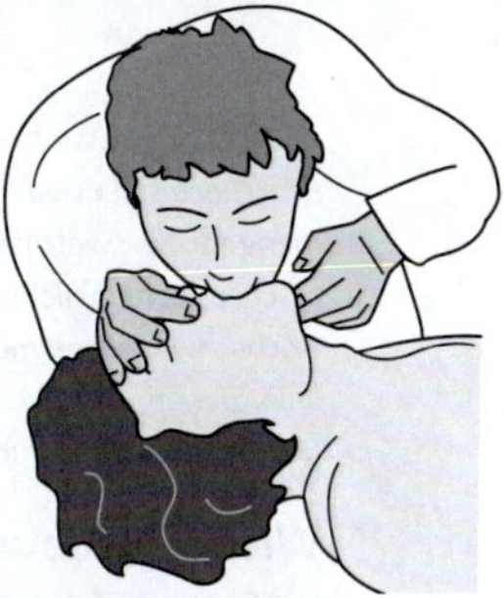

schwerer Geburt rettet. Es ist bemerkenswert, dass in der Schöpfungsgeschichte Gott dem Menschen den „Lebensatem“ einhaucht und ihn nicht anders zum Leben erweckt.

Bleibt erst das Herz stehen, dann ist im ersten Moment noch genug Sauerstoff im Blut und in den ersten Minuten keine Beatmung nötig. Diese alleinige **Herzdruckmassage ohne Beatmung** wird der Einfachheit halber als Standard auf normalen Erste-Hilfe-Kursen gelehrt. Kommt es aber zuerst zu einem **Atemstillstand**, z. B. durch **Ersticken**, wenn also etwas die Luftzufuhr im Rachen oder in der Luftröhre verstopft (Spielzeug bei Säuglingen und Kleinkindern, Kaugummi bei Sport, Kloß beim Essen) oder durch **Ertrinken**, so schlägt das Herz weiter bis kein Sauerstoff mehr da ist und bleibt erst dann stehen. In diesen Fällen oder wenn die Bemühungen länger (als etwa drei bis fünf Minuten) dauern, ist jeweils **nach den 30 HDM** je **zweimal Beatmen** im Wechsel („30:2“) nötig, also Mund-zu-Mund oder Mund-zu-Nase.

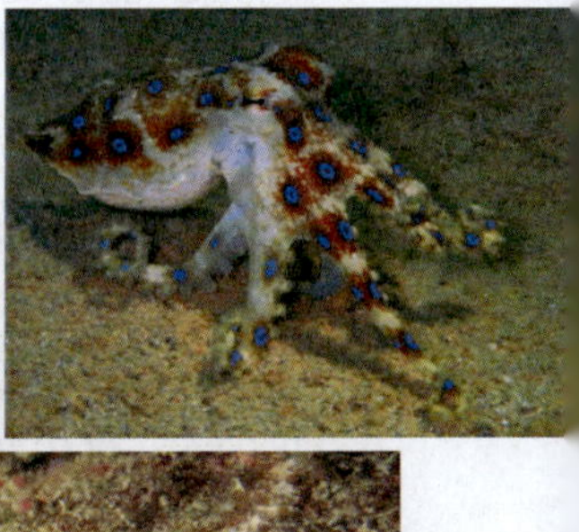

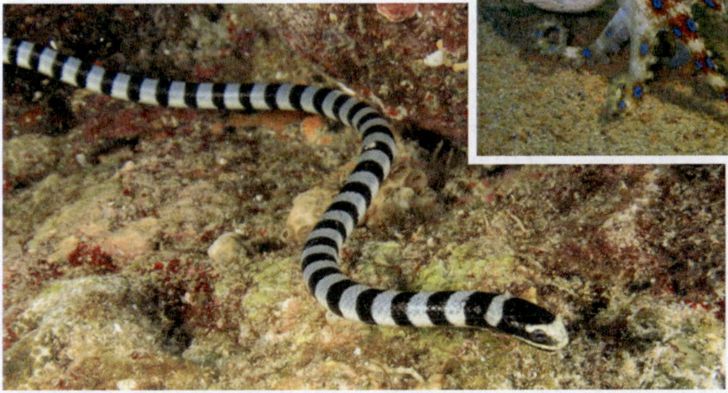

Abb. 17: *(Vorherige Seite) Die schmucken* ***Kegelschnecken,*** *der possierliche* ***Blauringelkrake*** *oder die zutraulichen* ***Seeschlangen*** *haben eins gemeinsam: Sie lähmen ihre Opfer! Kommt ein Taucher oder Schnorchler mit ihnen in Kontakt, heißt es raus dem Wasser: Ertrinkungsgefahr! Schlimmstenfalls fällt durch die einsetzende Lähmung die Atemmuskulatur aus und derjenige muss mittels Mund-zu-Mund-Beatmung am Leben gehalten werden - bis professionelle Hilfe eintrifft oder die Atmung sich erholt. Hilft auch gegen Botox-Gift aus vergammelten Konserven. Bilder: Shutterstock.*

7.6 Blutstillung. Druckverband. Tourniquet.

Schwere Blutungen müssen sofort gestoppt werden. Trage dazu am besten die Einweghandschuhe aus dem Verbandskasten. **Ziehe keine Fremdkörper aus dem Körper**, sondern polstere sie ab, bis das ärztlich beurteilt wird. Das gilt erst recht am Kopf, Hals, Rumpf, Oberarm- und Oberschenkel - simple Holzsplitter am Finger oder Zecken ausgenommen. **Spüle nicht** die Wunde (weiter) mit Wasser. **Kühlen** allein hilft kaum. **Drücke** mit einer sterilen Kompresse, einem sauberem Stück Stoff oder notfalls mit den bloßen Händen auf die Wunde. *„Bei einem* ***Halsschnitt*** *gilt es, die Blutung aus der Arterie zu stoppen, wenn sie verletzt wurde. Sie verläuft vom Brustbein-Schlüsselbeingelenk zum Unterkieferwinkel. Die Blutstillung geschieht durch festen Daumendruck auf die Arterie... bis Hilfe eintrifft.“ BiPi, Scouting for boys.*

Am Hals mag das **Abdrücken einer Arterie** funktionieren, ansonsten wird das für Laien nicht mehr empfohlen.

Druckverband: Wenn´ s beim Loslassen wieder blutet, dann packe ein Verbandpäckchen auf die Wunde und umwickle das Ganze feste mit einer Mullbinde. Reicht das nicht, wird ein weiterer Druckverband darüber angelegt und so weiter.

Abb. 18: *(S. 28 v. l. n. r.) Wenn die Hilfe auf sich warten lässt:* ***Druckverband*** *einer* ***rumpfnahen Halsverletzung.*** *Führe die Binde von der blutenden Stelle über den Rücken, unter der Achsel der Gegenseite durch und über die Brust zurück. Wird der Arm abgesenkt, verstärkt das die Kompression!*

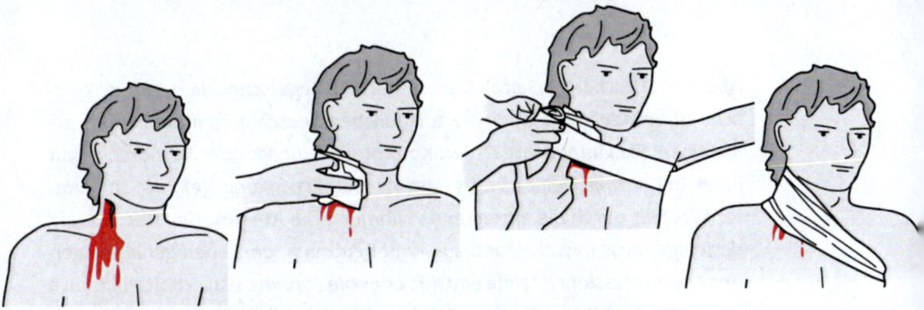

Der **Knebelverband**, in der Fachsprache „**Tourniquet**“ genannt (franz. Kreisel, Drehkreuz), wird gebraucht, wenn es trotz Druckverband weiter aus einer **Gliedmaße blutet** oder die **Lage chaotisch** ist: im Dunkeln, bei vielen Verletzten oder mehreren starken Blutungen. Hier darfst du die Durchblutung ganz abstellen. Egal mit was, nur schnell musst du sein: Nimm´ einen Gürtel, ein gerolltes Dreiecktuch oder ein Halstuch. Das wird eine Handbreit rumpfwärts um die blutende Gliedmaße gelegt und mit einem Stock, Zelthering oder der Verbandschere als Knebel zugedreht. Drückt der Tourniquet direkt auf einen Nerven oder einen Knochen, so schmerzt das sehr - dann versuche eine andere Stelle.

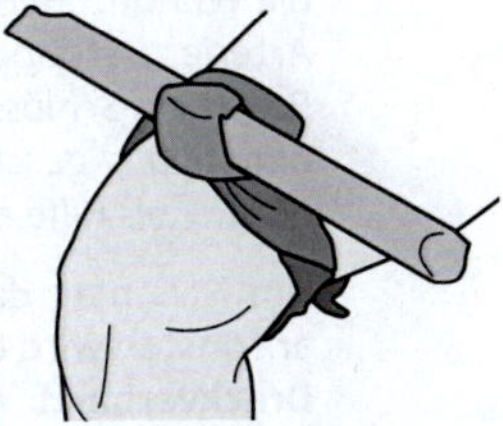

Abb. 19: *„Wenn´s böse blutet, binde ein Halstuch locker um´s Bein oberhalb der Wunde und dreh´s mit einem Stock fest.“ BiPi, Scouting for boys 1908*

Erst 2021 nahm das European Resuscitation Council (ERC) und der Deutsche Rat für Wiederbelebung (GRC) diese gute, alte Pfadfinderregel in ihre Empfehlungen zur Ersten Hilfe auf.

Der Knebel wird soweit zugedreht, bis die **Blutung steht** und die **gesamte Durchblutung stoppt, sonst staut sich körperfern das venöse Blut** und macht alles nur noch schlimmer. Der Durchblutungsstopp ist an der weißen Haut und den fehlenden Pulsen sichtbar. Halte den Zeitpunkt fest, am besten mit einem Kugelschreiber direkt daneben. Bis zu sechs Stunden Dauer sind unbedenklich. Selten macht ein Tourni-

quet taube Nerven, aber das ist noch besser, als gleich zu verbluten. Weil beim Entfernen der Blutsperre durch Einstrom von Zerfallsprodukten der Kreislauf kollabieren kann, ist das nur medizinischem Fachpersonal erlaubt.

7.7 Wärme - hält die Blutgerinnung in Schuss.

Genauso wichtig wie Druck- und Knebelverband ist die Körpertemperatur, um eine Blutung zu stoppen. Denn die Gerinnungsfaktoren und der „Fibrin"-Klebstoff sind Enzyme, die bei 37°C gut und bei jedem Grad weniger *schlechter funktionieren.* Eine billige **Isomatte**, eine alte **Militärwolldecke** und ein großer **Regenschirm** aus dem Kofferraum können ein Unfallopfer auf nass-kalter Straße vor dem innerlichen Verbluten bewahren. Zusätzlich führt Unterkühlung zu Wasserverlust, Kreislaufschock und Infektionen. Wenn die Rettung an abgelegenen Orten länger braucht, ist aktive Erwärmung noch besser: Die **Körperwärme** vom Partner oder einem treuen Tier halten uns am Leben. In einem Wettersturz im Hochgebirge, bewahrt uns ein **600 g-Biwaksack für zwei oder drei Personen** vor dem Kältetod.

„Auch wenn zwei beieinander liegen, wärmen sie sich; wie kann ein Einzelner warm werden? Einer mag überwältigt werden, aber zwei können widerstehen, und eine dreifache Schnur *reißt nicht leicht entzwei."*

Prediger 4.11-12, aus: Die Bibel, Lutherübersetzung 2017. Deutsche Bibelgesellschaft Stuttgart

7.8 Wasser - lindert Verbrennungen und Verätzungen.

Kühle kleine Verbrennungen mindestens 20 min mit **kaltem Wasser**, bis zu drei Stunden lang. Beachte die Gefahr einer Unterkühlung bei Bewußtlosen, Säuglingen und Kindern. Kühle nicht mit Eis, denn Frost kann zusätzlich schädigen. Verbinde offene Brandwunden mit einer trockenen Kom-

presse oder mit Frischhaltefolie. Das sind typische Unfälle mit Hitzeschäden:

- Verbrühungen von **Kleinkindern**, die einen Kochtopf vom Herd ziehen. Schon eine umgestoßene Kaffeetasse reich für Verbrühungen von 30% der Körperoberfläche
- Beim **Anzünden eines Kohlegrills** mit flüssigen Brennstoffen kommt es regelmäßig zu plötzlichen Verpuffungen, welche schnell große Verbrennungen verursachen. Gleiches passiert beim **Nachfüllen eines noch heißen Spirituskochers** oder „Tischgrills". Durch die Stichflamme wird erschrocken die Flasche zurückgezogen – und der augenblicklich entzündete Brennstoff über die Umherstehenden vergossen!
- Verbrühungen auf **Zeltlagern**, weil man beim improvisierten Kochen leicht stolpert und heiße Getränke, Suppen, Soßen oder Spülwasser verschüttet. Beachte, das viele kleinere Töpfe auf großen Hockerkochern unsicher stehen und schnell kippen können. Trage keine größeren Behälter alleine vor dem Bauch und arbeite in der Küche nicht barfuß oder in Sandalen.

Auch **Verätzungen** mit Säuren oder Laugen werden so schnell wie möglich **abgespült, erst recht aus den Augen.** Hochkonzentrierte Säuren oder Laugen werden besser erst abgetupft. Es gibt zwei **Ausnahmen:**

1. **Kristalline Säuren bzw. Laugen** müssen mit einer Pinzette entfernt werden.
2. **Ungelöschter Kalk** (Kalziumoxid) muss mit einer Pinzette entfernt oder mit Öl weggespült werden! Dieses weiße Pulver wird zur Desinfektion von Plumpsklos und Tierställen sowie in der Baustoff- und chemischen Industrie verwendet.

Prophylaxe von Verätzungen:

- Verwende niemals Trinkflaschen oder andere Behälter, die für Getränke gedacht sind, zur Aufbewahrung von Chemikalien oder Reinigungsmitteln.

- Verwahre Reinigungsmittel sicher vor Kindern.
- Vermeide Lampenöl zum Betrieb von Petroleumlampen. Ziehe stattdessen ungiftigere Mittel aus Rapsöl vor.

7.9 Das Schienen von Knochenbrüchen.

Stell´ dir ein gebrochenes Bein nicht als einen kaputten Besenstiel vor! Denn solche Verletzungen sind kein alleiniges „Knochenproblem“, sondern hängt vom Schaden des **„Weichteilmantels“** ab: Bei einem offenen Bruch mit freiliegenem Knochen droht eine lebensgefährliche Knochenvereiterung. Mitbetroffene Blutgefäße, Nerven, Sehnen oder Muskeln machen die Situation komplexer. Teste nach der Blutstillung, ob **körperfern vom Bruchspalt:**

- die **D**urchblutung („D“),
- die Hand- bzw. Fußbeweglichkeit („M“: **M**otorik) und die
- Haut**s**ensibilität („S“)

im Vergleich zur unverletzten Gegenseite noch stimmen.

D/M/S	**Normal**	**Nicht normal**
Durchblutung	Rosige und warme Haut. Normale Nagelbettprobe (Kapillarfüllung S. 14) und Pulse.	Kühle, blasse oder bläuliche Haut. Um mehr als 2 s verzögerte Kapillarfüllung, fehlender Puls.
Muskelbewegung (Motorik)	Hände, Füße, Finger und Zehen lassen sich aktiv bewegen.	Lähmungen.
Sensibilität der Haut	Das Berühren der Haut fühlt sich an wie auf der unverletzten Seite.	Taubheitsgefühl: „wie eingeschlafen“, „pelzig“, „Ameisenlaufen“.

Sind „D“, „M“ oder „S“ gestört, drohen bleibende Schäden - hier läuft die Zeit! Wahrscheinlich ist ein Nerv (Lähmung oder Taubheit) bzw. eine Arterie (Durchblutungsstörung) im Bruchspalt eingeklemmt und muss schnellstmöglich

von durch Begradigen des Bruches befreit werden, in aller Regel ist das ärztliche Aufgabe. Oder der Kraftverlust ist durch eine abgerissene Sehne bedingt.

*„Die **Erste Hilfe von Knochenbrüchen** beginnt damit,*

- *den Bruch **mit den Händen zu stabilisieren,***
- *um dann, mit so wenig Bewegung wie möglich, **in der vorgefundenen Position eine Schiene anzulegen.** Das Schienen **von ober- bis unterhalb** der angrenzenden Gelenke mindert den Schmerz und schützt vor weiterer Verletzung einschließlich [... dem Durchstoßen der Haut mit...] Übergang in einen offenen Bruch.*
- ***Ziehe keinen abgewinkelten Knochenbruch gerade.***
- *Bei schwerer Fehlstellung, welche die Schienung und den Transport schwierig oder unmöglich macht, kann und darf ein Ersthelfer mit dem **Schienen warten,** bis es eine darin ausgebildete Fachkraft übernimmt."*

Übersetzt und gekürzt nach: Zideman DA et al. ERC Guidelines for Resuscitation 2015, Section 9. First Aid, Resuscitation 2015,95: 278ff - In den ERC-Guidelines 2021 wird auf das Schienen nicht näher eingegangen.

Nur was tun ohne Rettungsdienst und ohne Evakuierungsmöglichkeit innerhalb weniger Stunden mit anschließender fachgerechter Versorgung? Hier darf m. E. bei

- einer **Störung von D/M/S,**
- einem **offenen Knochenbruch** (vorher sauber abspülen und desinfizieren) oder bei
- einer **groben Fehlstellung**

auch von einem medizinischen Laien versucht werden, den Bruch durch einen **allmählichen, beharrlichen Längszug zu begradigen** („rechtfertigender Notstand"). Ausgenommen sind Oberarmbrüche an der Schulter oder dem Ellenbogen und Oberschenkelbrüche nah an der Hüfte oder dem Knie, S. 33/Abb. 20. Schlüsselbein/Rucksackverband S. 61f/Abb. 32. Beispiele für solche Ausnahmesituationen sind Berg-, Ski- oder Kajaktouren in entlegenen Gebirgen, Expeditionen in Dschungel, Polargebieten, Wüsten oder Hochseesegeln.

Dies deckt sich mit Empfehlungen für nicht-ärztliche Rettungskräfte: *„Während -* ***Schienen wie aufgefunden*** *- eine gute Regel für den städtischen Rettungsdienst ist, lautet die Faustregel für die Wildnis: -* ***In eine möglichst normal aussehende Position bringen.*** *- Sie ist sicherlich für Verrenkungen und Knochenbrüche angemessen, wenn die Anschlussversorgung nur verzögert erfolgen kann."*

Aus: Kapitel E24 Notfallmedizin in der Wildnis, Online-Supplement zu NAEMT (Hrsg.) Präklinisches Traumamanagement – Prehospital Trauma Life Support (PHTLS®), Elsevier München, 2. Auflage 2012

Allerdings kann durch die Begradigung nicht nur ein Nerv oder eine Ader befreit, sondern auch eingeklemmt werden, eben deshalb ist das Richten nicht Teil der normalen Ersten Hilfe! Prüfe danach **D/M/S erneut**.

Ob nun der Knochenbruch gerade gezogen ist oder nicht, **die Schiene muss** die oben und unten **angrenzenden Gelenke** des Knochens **überbrücken** - also nicht allein den Bruchspalt, um wirklich das „Gewackel" zu beenden. Notfalls lässt sich das mit einem Stück Pappe oder einer dicken Zeitung improvisieren, welche um den gebrochenen Arm oder Bein herum gewickelt und mit Klebestreifen, einem Dreiecktuch oder Mullbinden fixiert werden. Unterwegs können dazu Isomatte, Trekkingstöcke, Zeltstangen oder die Aluschienen des Rucksack-Tragesystems nützlich sein.

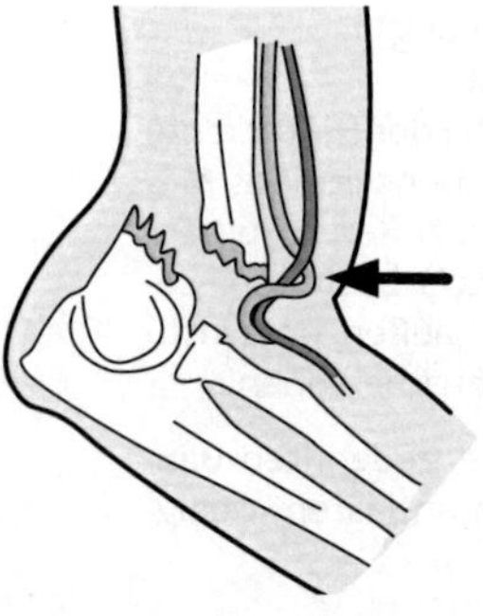

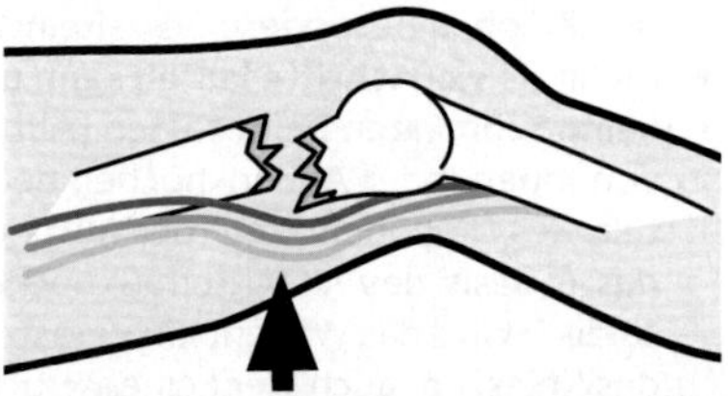

Abb. 20: Sonderfälle: hier nicht gerade ziehen, *da sonst das Bruchstück die begleitende Arterie quetscht: Ellenbogen-nahe Oberarmbrü-*

che (links) und Knie-nahe Oberschenkelbrüche (rechts). Stattdessen wird der Arm angewinkelt in einer Armschlinge gelagert, bzw. das Knie um 30 bis 50 cm hoch unterpolstert. Überprüfe hier erst recht D/M/S.

7.10 Tape-Verbände. Ausgekugeltes Sprunggelenk.

Am häufigsten sind Verstauchungen des „oberen Sprunggelenkes", d. h. zwischen Unterschenkel und Fuß. Meist knickt der Fuß nach innen ab und überlastet dabei den äußeren Bandapparat (Abb. 21 - ❶). Erste Hilfe? **PECH-Schema!**

P = Pause

E = Eisbeutel – aber nicht direkt auf der Haut. Kaltes Bachwasser ist prima. In einer großen Verbandstasche sind ein paar Einweg-Kühlkompressen eine gute Sache.

C = Compression mit einer elastischen Bandage – oder gleich wieder die Wanderstiefel anziehen, um das schmerzhafte Anschwellen des Knöchels zu mindern.

H = Hochlagern bremst ebenso das Anschwellen des Fußes.

Nach der **Ottawa-Ankle-Rule** („Ottawa-Knöchel-Regel") sind ärztliche Hilfe bzw. ein Röntgenbild beim verstauchten Knöchel zunächst überflüssig, wenn es keine Hinweise auf einen Knochenbruch gibt, d. h. wenn der/die Verletzte...

- **jünger als 55 Jahre** ist und sonst kein Risiko für eine Osteoporose besteht (z. B. langjährige Einnahme von Kortisontabletten, Alkoholabhängigkeit, frühere Knochenbrüche ohne besondere Gewalteinwirkung),
- **mehr als vier Schritte laufen** kann und
- **keine Schmerzen beim Tasten** (Abb. 21) der Hinterkante von Innen- oder Außenknöchel, der Innenseite des Mittelfußes (Kahnbein) und der Mitte des äußeren Fußrandes („Basis des 5. Mittelfußknochens") bestehen. Zusätzlich wird das Wadenbein getastet – außen, unterhalb des Knies, um auch hier keinen Bruch zu übersehen.

Tape-Verband: Unterwegs lassen sich die gedehnten Bänder mit nicht-elastischen Pflasterstreifen entlasten. Geeig-

netes „Tape“ gibt es in jeder Drogerie für 2 Euro zu kaufen und sollte auf keiner Wanderung fehlen. So wird der Tape-Verbandes angelegt (Abb. 22): Der Fuß wird an seiner Außenkante gestützt und mehrere Streifen von oberhalb des Innenknöchels nach unten um die Ferse herum bis oberhalb des Außenknöchels geklebt - das überbrückt das untere Außenband. Eine zweite Serie wird waagerecht von der Innenseite des Fußes über den Innenknöchel nach hinten um die Achillesferse bis zur Außenseite geklebt - und schützt so das vordere Außenband. Oft klappt´s mit dem Gehen gleich besser. Die Prinzipien von PECH-Schema und Tape-Verband funktionieren auch bei anderen verstauchten Gelenken.

Abb. 21:

❶ ***Außenbänder des oberen Sprunggelenkes***

❷ *Außenknöchel*

❸ *Fersenbein*

❹ *Kahnbein*

❺ *5. Mittelfußknochen*

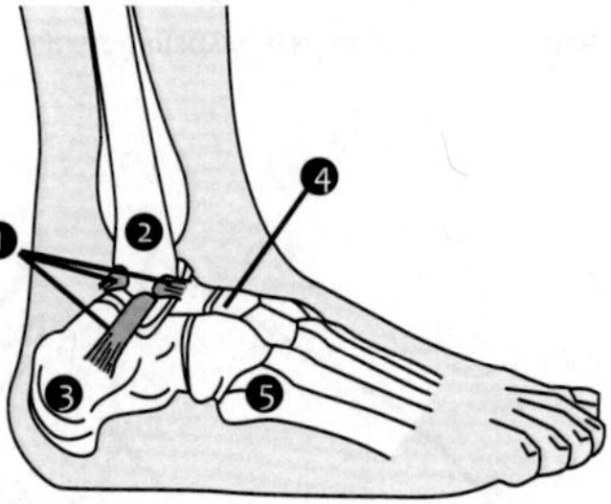

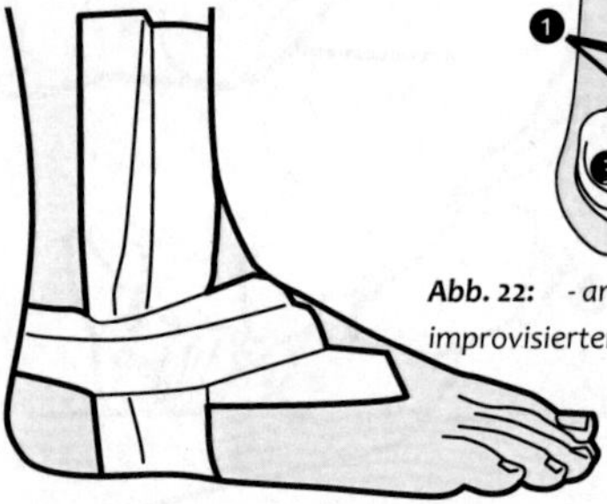

Abb. 22: *- analog dazu die Kleberichtung eines improvisierten Tape-Verbandes.*

Weitere Behandlung: Nehme keine Schmerzmittel ein, nur um weiterzulaufen - das täuscht über die nötige Schonung hinweg: Werden die Schmerzen NICHT von Tag zu Tag besser, dann geht's doch zum Hausarzt oder Unfallchirurgen.

Achtung: Ist das **Sprunggelenk ausgekugelt**, ist die dramatische Situation leicht an der bizarren Fehlstellung erkennbar. Zum Glück passiert das sehr selten, doch wenn, dann ist das ein **zeitkritischer Notfall!** Die Durchblutung - erkennbar an der weißen Haut über der Fehlstellung - ist abgequetscht, es drohen Teile des Fußes abzusterben! **Sofortiger Notruf**: zum Einrenken an Ort und Stelle ist zwingend notärztliche Hilfe nötig, ggf. per Rettungshubschrauber. Ist **fern jeder medizinischer Versorgung** keine Hilfe zu erwarten, darf ausnahmsweise - in einem ***„rechtfertigenden Notstand"*** - auch ohne medizinische Ausbildung versucht werden, den Fuß durch Ziehen und Drücken in die normale Position zu bekommen, das ist leider sehr schmerzhaft, s. Abb. 24.

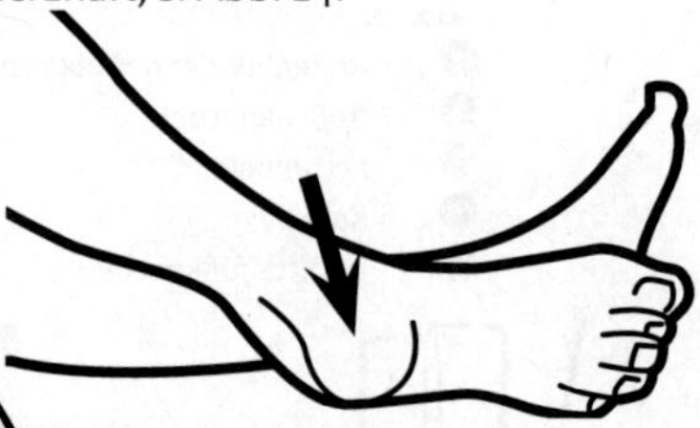

Abb. 23: Ausgekugeltes Sprungelenk

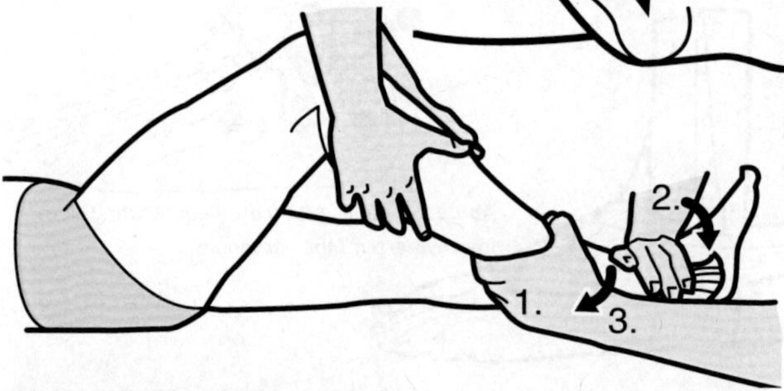

Abb. 24: Einrenken des Sprunggelenkes

1. Knie im rechten Winkel beugen.
2. Ferse auf der Unterlage aufstützen.
3. Fuß an der Ferse (1) und am Fußrücken (2) fassen, etwas nach unten drücken, vom Unterschenkel wegziehen und nach außen drücken (3). Helfer ziehen gleichzeitig am Ober- und Unterschenkel dagegen.

Ein semi-elastisches **Kinesiologie-Tape** (3 Euro i. d. Drogerie) kann für verschiedene Verletzungen eingesetzt werden:

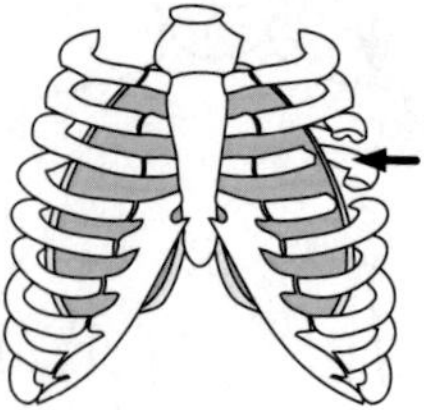

Abb. 25: *Ein Rippenbruch fühlt sich an wie eine heftige Prellung, zwei benachbarte (Pfeil) wackeln mehr und schmerzen höllisch, besonders beim tiefen Einatmen, Husten, Niesen, Aufsitzen und Aufstehen. Der Bruch ist kaum zu übersehen, wenn du von den Seiten und von vorne auf den Brustkorb drückst. Mit einem Finger auf der schmerzenden Stelle spürst du manchmal das Knacksen. Ist eine ganze Serie von Rippen gebrochen, so sackt die Brustwand bei Einatmen ein und weniger Luft wird über die Luftröhre eingesaugt.*

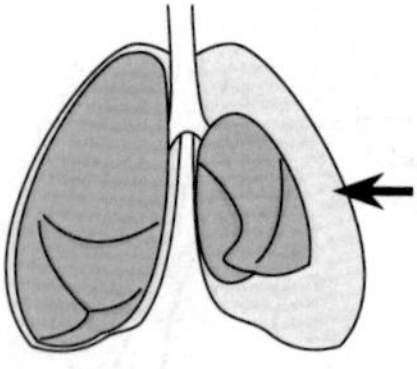

Abb. 26: *Zusätzliches* ***Hautknistern****, als ob die Noppen einer Luftpolsterfolie platzen, gibt´s bei Rippenbrüchen mit* ***„Pneumothorax“*** *(„Luftbrustkorb“). Hier piekste ein spitzes Knochenstück in den Lungenflügel, dieser ist kollabiert und Luft entweicht unter die Haut. Auf der betroffenen Seite hört sich das* ***Beklopfen mit dem Finger*** *heller an („Pappschachtel“) als auf der gesunden. Rufe den Rettungsdienst bei Luftnot oder Hinweisen auf einen Pneumothorax. Ohne diese Zeichen ist bei eindeutigem Knirschen streng genommen nicht mal ein Röntgenbild nötig.*

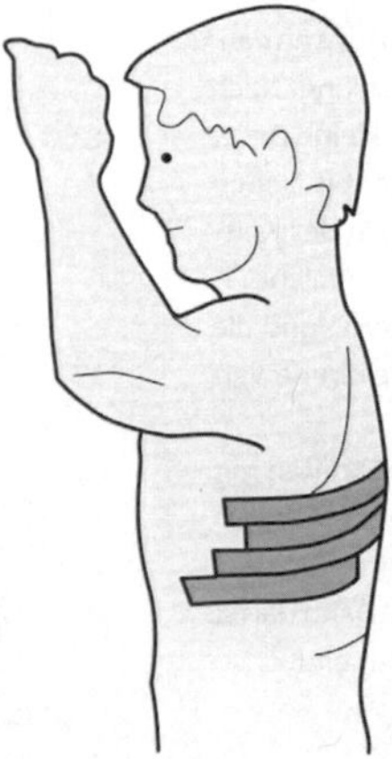

Abb. 27: *Rippenbrüche werden nur operiert, wenn ein Stück nach draußen guckt oder in der Lunge steckt. Nach zwei Wochen lassen die Schmerzen nach, nach sechs Wochen sind sie verheilt. Ein* ***„Dachziegelverband“*** *mit festem Sport- oder halbelastischem Kinesiologie-Tape lindert etwas die Schmerzen. Es gibt Bedenken, ob das die Brustkorbbewegungen einschränkt und dadurch Lungenentzündungen provoziert. Doch auch das Gegenteil ist möglich: Dass ein paar Streifen im Verlauf der gebrochenen Rippen deren Mechanik verbessern und die schmerzbedingte Schonatmung verringern. Ich fand nur fünf Studien mit sehr kleiner Fallzahl dazu. Probiere es bei starken Schmerzen - zusätzlich zu Schmerzmitteln und dem Eisbeutel - einfach aus. Vielleicht verbessert das die Mobilität des Verletzten in unwegsamem Gelände.*

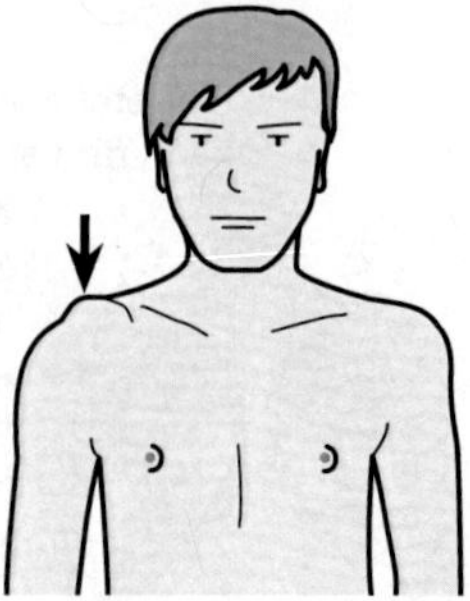

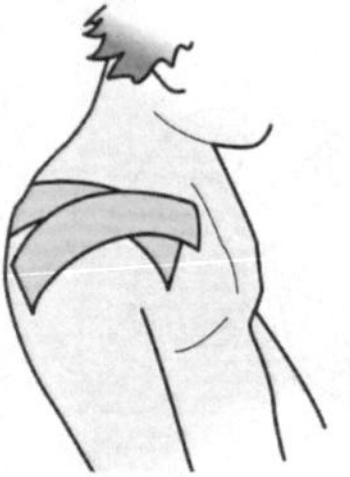

Abb. 28: Gezerrtes Schultereckgelenk. *Beim Sturz auf den ausgestreckten Arm oder direkt auf die Schulter können die Bänder zwischen Schulterdach und Schlüsselbein überdehnt werden oder reißen: Nach komplettem Abriss steht das Schlüsselbein schulternah federnd nach oben ab und lässt sich klaviertastenartig runterdrücken (schwarzer Pfeil). Ein gezerrtes Schultereckgelenk schmerzt besonders 1) beim Abtasten, 2) wenn mit der Hand der verletzten Seite etwas angehoben werden soll oder 3) sie zur anderen Schulter geführt wird. Doch passiv kann der Arm vom Helfer frei bewegt werden, anders als bei einer ausgekugelten Schulter oder einem gebrochenen Oberarmkopf. Erste Hilfe: Pause, Kühlen,* ***Kinesiologie-Tape mit nur sehr wenig (!) Vordehnung*** *über dem Schmerzpunkt oder ein Rucksackverband (S. 61f/ Abb. 32) lindern die Schmerzen. Beachte den Beipackzettel bei Einnahme von Ibuprofen. Teils werden komplette Abrisse operiert, sonst sechs Wochen Geduld, nach acht Monaten ist die Schulter wieder fast die alte.*

Ohne Abbildung: Typisch für einen **Muskelfaserriss** ist ein stechender, peitschenartiger Schmerz, schlagartig **vorne, innen** oder **hinten am Oberschenkel** oder in der **Wade**, provoziert durch mangelndes Aufwärmen, Maximalbelastung oder die fehlende Schonung nach einer Zerrung. Nach einem Muskelfaserriss der Oberschenkelrückseite ist oft eine kleine Delle, später eine Verhärtung aufgrund der Einblutung tastbar. Fünf bis sieben Tage später schimmert der abgesackte Bluterguss dann blau in der Kniekehle. Achte auf die Unterschiede zu den Sehnenverletzungen, welche (1) an anderen Stellen passieren - d. h. an Schulter, Bizeps, Fingern - und die (2) wenig schmerzhaft, jedoch (3) mit einer größeren Krafteinbuße verbunden sind.

Erste Hilfe: PECH-Schema (S. 34). Mehrere Kinesiologie-Tape-Streifen mit *Vordehnung über der schmerzhaften Stelle* bringen Entlastung. Setze Ibuprofen sparsam ein, um nicht über die nötige Schonung hinwegzutäuschen, Beipackzettel beachten. Pausiere für ein paar Wochen! Dann darfst du wieder trainieren, aber nur locker solange nichts dabei schmerzt.

7.11 Das ABC der Wundversorgung.

A. **Blut ist gut!** Eine saubere Wunde braucht nicht gereinigt zu werden. Das macht die Blutkruste von selbst.

B. **Wasche, noch besser, desinfiziere deine Hände** vor (und nach) der Wundversorgung. Ringe werden dazu ausgezogen. Trage Einweghandschuhe zum Eigenschutz, außer bei dir selbst. **Verschmutze Wunden müssen ausgespült werden,** notfalls mit normalem Trinkwasser. Falls du Bedenken bzgl. der Wassergüte hast, dann setze Entkeimungstabletten zu. Sonderfälle:
   - **Tollwut:** Bisswunden durch ein verdächtiges Tier sollten mit einer *Seifenlösung* gespült werden.
   - **Kein Spülen mit Süßwasser** bei Vernesselungen von Quallen und Anemonen (S. 40/G), bei kristallinen Säuren und Basen und von ungelöschtem Kalk (S. 30).

C. **Desinfizieren** ist *nach dem Spülen* von verschmutzen Wunden, bei Tierbissen und nach Zeckenentfernung ratsam. **Octenidin** (Octenisept®) ist das Mittel der Wahl in der Selbsthilfe, weil´s nicht brennt und praktisch keiner allergisch reagiert. ABER: Nicht in tiefen Wundhöhlen oder im Gehörgang benutzten, nicht zusammen mit Jod, wirkungslos gegen Tetanus-Sporen (Wundstarrkrampf). Desinfiziere notfalls mit **Brennspiritus,** also vergälltem Alkohol für Campingkocher. Die beste Wirkung erzielt ein Alkohol-Wasser-Verhältnis von 70:30. Bei einmaliger Anwendung sind die enthaltenden Gallstoffe harmlos. **Tollwutverdacht?** Desinfiziere *unbedingt!* Anschließend schnellstmöglich impfen/auffrischen.

D. **Pflaster** schützen vor erneutem Verschmutzen der Wunde wie auch der Kleidung durch Blut und Wundsekret. Bei Kindern haben sie eine beachtliche schmerzstillende Wirkung, wenn darunter die erste traumatische Erfahrung mit dem geliebten Bärentöter verschwindet.

Eine kleine Pflasterkunde:

- Oberflächliche Wunde? **Nicht-steriles Pflaster** reicht.
- Tiefe Wunden werden mit **sterilen Kompressen** abgedeckt, bis sie professionell versorgt werden.
- Verbrennungen werden mit **sterilen Kompressen** abgedeckt, welche befeuchtet angenehm kühlen. Oder mit **Frischhaltefolie** aus der Küche! Diese ist direkt nach dem Abwickeln quasi steril und ein gutes Provisorium, weil sie nicht auf der Brandwunde haftet!
- Praktisch sind **wasserfeste Folienpflaster**, weil sie das Aufquellen der Blutkruste beim Duschen vermeiden. Baden sollte man damit trotzdem nicht.
- **Blasenpflaster** sind eine Wohltat auf Wanderungen. Notfalls wird ein sauberes, am besten desinfiziertes Stück Plastikfolie mit Klebeband über der Wunde befestigt. Nach: Dr. Dave Allen, walisischer Chirurg.
- **Sterile Klammerpflaster** für Schnitt- u. Platzwunden können dir zähe Stunden in der Notaufnahme mit schlecht gelaunten Dreijährigen ersparen.

E. **Tetanus**/Wundstarrkrampf: Sind min. drei Impfungen erfolgt? Bei verschmutzer Wunde wird fünf Jahre nach der letzten Impfung aufgefrischt, sonst nach 10. Vom 26. bis 64. Lebensjahr gelten in der Schweiz längere Abstände.

F. **Sonnenbrand:** Ein **Aloe vera**-Gel lindert gut den Juckreiz wie die Schmerzen. Es kann auch bei allergischen Hautreaktionen und bei Verbrennungen 1° bis 2° (Rötung bzw. Blasen) aufgetragen werden.

G. **Vernesselungen** von Quallen und Anemonen: Universalmittel ist **Rasierschaum** aus der Dose. **Speiseessig** hilft bei der gelben Haarqualle in der Ostsee und ist bei tropischen Würfelquallen lebensrettend, verstärkt aber die Vernesselung der portugiesischen Galeere! Ein Essigbad löst zudem Reste von **Seeigelstacheln** in der Haut auf, die sich nicht mit einer Pinzette entfernen ließen.

H. **Insektenstiche:** Steckt der Bienenstachel noch? Imker schieben ihn mit dem Fingernagel seitlich weg, ohne auf den pulsierenden Giftsack zu drücken. Nach einer Pinzette zu suchen, dauert nur länger.

   Für alle Insektenstiche gilt: Wird sofort **Hitze auf die Stichstelle angewendet**, zerstört das vermutlich das Eiweiß-Gift des Insektes, jedenfalls kann die schmerzende und juckende Entzündungsreaktion komplett ausbleiben. Dazu gibt es eine kommerzielle Lösung (BiteAway®) oder nimm´ einfach eine Münze, die mit einem Feuerzeug solange erhitzt wird, wie sie noch mit den Finger gehalten werden kann. Dann sind Verbrennungen unwahrscheinlich. Andere nehmen das Löffelchen aus der heißen Kaffeetasse dazu. Was nicht geht: Eine große Gabel auf der einen Seite hübsch heiß machen, am kalten Ende bequem halten und mit diesem Brandeisen die Haut verbrutzeln... Wurde der Stich nicht gleich mit örtlicher Hitze behandelt, kann eine aufgeschnittene **Zwiebel** die Entzündung abfangen. Später helfen nur noch **Kühlen, Aleo-vera-Gel, Kortsionsalbe** und **Histaminblocker** als Tabletten (Loratadin, Cetirizin).

I. **Abgebrochener Zahn?** Vorsicht, wenn der Stumpf blutet: dann liegt der Wurzelkanal frei und wird sich entzünden - fahre direkt zum zahnärztlchen Notdienst. Sonst ist es nicht ganz so dringend und am nächsten Werktag kann der Zahnarzt ggf. das Bruchstück wieder ankleben. Ist der **ganze Zahn samt Wurzel** ausgebrochen? Fasse den Zahn auf keinen Fall an der Wurzel bzw. an der Bruchkante, sondern an der Zahnspitze an. Nie den Zahn sauberwischen, nie deszifizieren! Ein grob verschmutzter Zahn darf max. 10 min mit sauberem Wasser abgespült werden. Ist die Person wach und kooperativ, kann der Zahn direkt in die Zahnhöhle wieder eingesetzt werden. Ein Blutpfropf in der Höhle darf mit klarem, kalten Wasser vorher ausgespült werden. Ist das nicht möglich,

dann wird der Zahn am Besten in einer „Zahnrettungsbox“ zum Zahnarzt transportiert. Behelfsweise erfolgt das in der Backenhöhle des Betroffenen (soweit dazu in der Lage), in einer kleinen Plastiktüte mit seinen Speichel oder mit H-Milch. Der Zahnarzt stabilisiert den ausgebrochenen Zahn mit Titanstäbchen an den Nachbarzähnen. Milchzähne werden nicht wieder eingesetzt.

Trage NIE Ringe beim Sport. Am gebrochenen Arm oder Bein müssen sie sofort von den Fingern/Zehen entfernt und gut aufbewahrt werden, z. B. im Portemonnaie, mittels kleinem Karabinerhaken am Schlüsselbund oder festgebunden an irgendetwas mittels doppeltem Sackstich. Schwellen die Hand bzw. der Fuß verletzungsbedingt an, werden sonst die Blutgefäße abgeschnürt. Lassen sich Ringe nicht mittels Öl, Fett, Seife oder der Fadenmethode (s. u.) abziehen, bleibt nur noch, sie aufzuschneiden oder aufzusägen. Dieses Ringproblem droht gleichfalls nach Insektenstichen oder Tierbissen. Ich selbst will unbedingt vermeiden, mir Ringe über gebrochene Finger abstreifen zu müssen... Noch schlimmer: Beim Segeln, Reiten und Klettern kann ein Ring im Seil, an den Zügeln bzw. an einer Felskante hängen bleiben und so den Finger „skalpieren“ oder ihn gar ganz abreißen. Da hat ein Handchirurg schön ´was zu tun!

Notfalls wird der Ring gekappt: mittels **Seitenschneider**, der **Metallfeile** eines Taschenmessers/Multitools, oder dem **Leatherman® RAPTOR™**, einer nicht ganz billigen, aber schick faltbaren Rettungsschere mit *integriertem Ringschneider*. Sicher willst du das vermeiden, denn ein Ring steht oft für eine besondere, innige, *endlose* Verbindung.

Abb. 29: *Mit der **Fadenmethode** lassen sich fest sitzende Ringe entfernen, die sich trotz Einsatz von Spülmittel oder Öl nicht abziehen ließen. Dazu wird Zwirn, Zahnseide oder ein dünnes, schmales Band unter den Ring gefädelt und das zur Fingerspitze zeigende Ende um den Finger gewickelt. Anders als abgebildet, muss tatsächlich Faden an Faden liegen. Wird jetzt am anderen Ende des Fadens kräftig gezogen, so quetscht die Wicklung die*

Schwellung zusammen und der Ring gleitet peu à peu darüber hinweg. Weh tut´ s trotzdem....

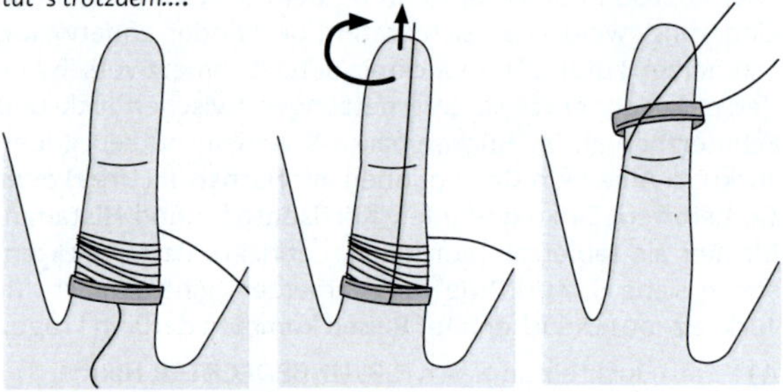

7.12 Borreliose, Juckreiz und Hautparasiten.

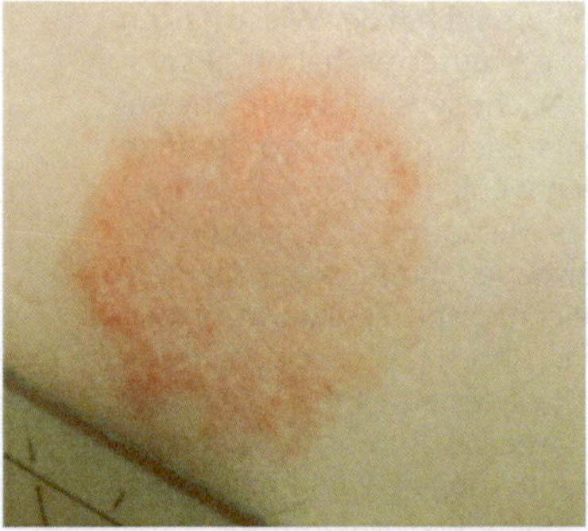

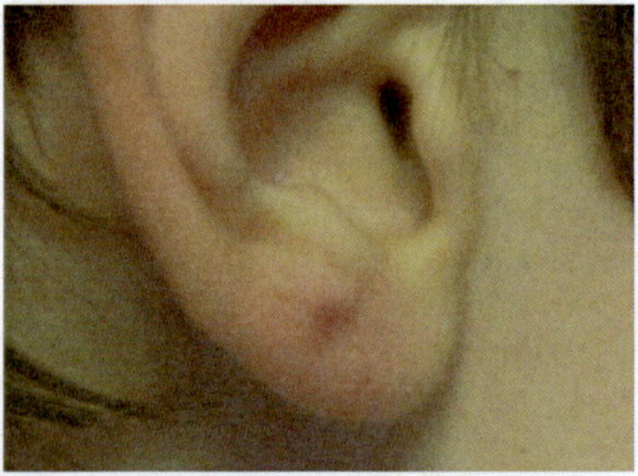

***Abb. 30:* Borreliose.** *Für die, in der Mitte eher blasse* **Wanderröte** *ist die schleichende Ausbreitung über einen Durchmesser von 5 cm hinaus beweisend. Das* **„Ohrläppchenlymphozytom"** *gibt es als Variante auch an den Brustwarzen und im Intimbereich. Beides muss mit Antibiotika behandelt werden, um die mittelfristige Ausbreitung auf Nerven und das Gehirn zu vermeiden - das hat - bitte - bis zum nächsten Morgen Zeit. Um die Gefahr zu mindern, sollte nach einem Tag draußen nach Zecken gesucht und diese sogleich entfernt werden. NB: Die ebenfalls durch Zecken übertragbare, virale „Frühsommer-Hirn-und-Hirnhautentzündung" (FSME) ist nur durch Impfung vermeidbar.*

Juckreiz hat wie Schmerz eine sinnvolle Warnfunktion, kann aber ebenso in den Wahnsinn treiben. Bezeichnend ist die Linderung, wenn man sich kratzt (juckt) oder anderweitig Schmerzen zufügt: Dass Juckreiz durch Schmerz verschwindet, geschieht durch Quervernetzungen zwischen Juck- und Schmerznerven im Rückenmark. Allgemein nützen gegen Juckreiz: **Aloe-vera-Gel,** Lotionen mit **Harnstoff** (Urea) oder **Gerbstoffen**, **Zinkoxid**-Puder, **Kortison**salbe und **Histaminblocker** als Tabletten (Loratadin, Cetirizin). Bzgl. **Insektenstiche** siehe S. 41/H. Wie für Schmerzen, gibt es auch für Juckreiz 1001 Ursachen. ***Auf Reisen*** kommen dafür in Frage:

A) Juckreiz an NACKTER, **UNBEDECKTER Haut**:

Sonnenbrand. Hitzepickel. **Brennnesseln.**
Die **Wiesengräser-Hautreizung** ist im Grunde ein Sonnenbrand an Stellen, die direkten Kontakt mit der Wiese hatten (Rücken, Beine, Füße): Manche Kräuter enthalten „Psoralene", welche die Haut auf UV-Licht sensibilisieren. Zusammen mit dem Sonnenbad entstehen punkt- und streifige Rötungen und Blasen, die nach wenigen Tagen wieder verschwinden. Behandelt wird das wie normaler Sonnenbrand.
Die **Eichenprozessionsspinner** haben ihren ulkigen Namen, weil sie wie bei einer Fronleichnamsprozession in langen Reihen die Bäume hochziehen. (Abb. 34, Umschlag hinten). Nicht lustig ist der höllische Juckreiz durch ihre mikroskopisch kleinen Brennhaare, dagegen ist kein Kraut gewachsen! Die sichtbaren Hautveränderungen wirken harmlos. Duschen, duschen, duschen, Kleiderwechsel und das Zeug in die Waschmaschine - auf Wanderungen schwierig. So sollte man tunlichst von dem „Gespinnst" der Raupen Abstand halten und das Forstamt bzw. die Gemeinde informieren.
Saugwürmchen (Zerkarien) haben es auf Enten abgesehen, deren Haut sie durchdringen können, um sich in ihnen zu vermehren. Bei menschlicher Haut schaffen sie das nur oberflächlich, das genügt aber, um sie zu sensibilisieren. Dadurch reagiert die Haut nach jedem Baden empfindlicher.

Prophylaktisch hilft das Wechseln der Badekleidung und Abrubbeln mit einem Handtuch direkt nach dem Baden. Weitere Ursachen für Juckreiz nach dem Baden sind: **Blaualgen** und **Nesseltiere** (Quallen, Korallen, Anemonen).
Die 4 - 8 mm großen (Bett-) **Wanzen** kommen nachts flink aus den Ritzen des Zimmers und stechen solange in einer Linie, bis sie auf Blut stoßen. Suspekt sind schwarze Kotballen an der Matratze, 1 mm große, weiße Eier, Reste der Häutungen und Blutspuren am Bettlaken. Beim Abklopfen der Matratzen entströmt ein abstoßend-süßlicher Geruch aus den „Stinkdrüsen". Es helfen die üblichen Mittel; Krankheiten werden keine übertragen, Licht vertreibt die Wanzen. Die Eliminierung ist teuer, weil in der Regel ein Kammerjäger gebraucht wird. Besser man bringt sie nicht mit nach Hause: Halte das Gepäck verschlossen und hänge die Kleidung an Bügel auf.
Der **Hautmaulwurf** (creeping eruption, Larva migrans cutanea) ist eine Hakenwurmlarve, die sich an den Sandstränden der Tropen, Subtropen und teils am Mittelmeer in die Haut gräbt. Bis sie abstirbt, irrt sie zwei bis sechs, manchmal 12 Wochen unter der Haut umher. Die Folge sind *5 - 12 mm lange, 1 - 2 mm schmale, kringelförmige, reliefartig erhabene, hellrote Gänge,* die jucken (Abb. 34, Umschlag hinten). Befallene Hautpartien hatten direkten Sandkontakt, v. a. die Füße und der Rücken. Sandalen bzw. ein Handtuch als Liegefläche genügen als Schutz. Ivermectin-Tabletten (Scabioral®, Driponin®) oder extra zubereitete Albendazolcreme (Kinder < 15 kg) helfen bei schwerem Befall, sonst genügen die üblichen Mittel gegen Juckreiz. Eine ähnliche Hautirritation mit geschwungenen, „peitschenartigen" Striemen, aber ohne reliefartige Erhebung, gibt es als allergische Reaktion nach Genuss von **Shiitake**-Pilzen.

B) Juckreiz an **BEDECKTER** Haut: Die mit dem bloßen Auge unsichtbare Gras- oder Heumilbe schafft es ebenfalls nicht, sich dauerhaft in die Haut einzugraben. Bis abends

der Juckreiz einsetzt, ist sie wieder verschwunden. Sie tritt teilweise im Frühjahr, doch üblicherweise erst im September oder Oktober auf, daher der Name **Ernte-** oder **Herbstkrätze**. Mit kleinen roten Knötchen sind nur die Bereiche übersät, wo die Kleidung oder der Gürtel eng der Haut anlagen. Nach ein paar Tagen sind sie verschwunden. Gegen den Juckreiz hilft Einreiben mit Alkohol, z. B. Brennspiritus.

C) Juckreiz am ***Kopf?*** Suche am besten mit der Lupe nach Kopfläusen. Anders als Hautschuppen können sie sich flink bewegen. Im Nacken wird man oft fündig. Mit einer Haarspülung lassen sie sich leicht auskämmen. Benutze Dimeticon-Läusemittel (Apotheke) genau nach Beipackzettel.

D) Juckreiz am ***ganzen Körper***, auch beim ***Partner*** oder den Kindern? Besonders nachts? Krätze! (Abb. 34, Umschlag hinten) Der Name kommt von Kratzen! Die Übertragung liegt dann schon sechs Wochen zurück. Die kleinen Bläschen und Knötchen sind unspezifisch. Beweisend sind die 0,5 - 2,5 cm langen Linien (Milbengänge) mit winzigen schwarzen Punkt am Ende: zwischen den Fingern, den Zehen oder am Knöchel. Unter UV-Licht sind sie besser erkennbar. Therapie der Wahl: Permethrin-Creme, rezeptpflichtig. Juckreiz am ganzen Körper nach dem **Verzehr von verdorbenen Fisch** deutet auf das obskure „Ciguatera"-Syndrom mit Brechdurchfall (Gifte aus tropischen Raubfischen) oder das allergieartige „Scromboid-Syndrom" (durch Histaminreiche Fische). Als **„Taucherflöhe"** bezeichnet man juckende, rötliche Hautflecken durch einen Tauchunfall.

8. Höhenkrankheiten - ganz einfach.

Der niedrige Luftdruck in der Höhe bedingt eine proportional geringere Sauerstoffmenge, welche dynamisch, graduell und individuell verschieden Beschwerden verursacht. Faustregel: 2400 m Höhe bedeutet 25% weniger Sauerstoff, 2800 m 30%, 4000 m 40%, 5500 m 50% weniger. Schon ab

2000 m Höhe hat jeder fünfte beidseitige, dumpf-klopfende **Höhenkopfschmerzen** („high altitude headache", HAH). Kommen zum Kopfschmerz noch weitere Beschwerden wie Appetitmangel, Übelkeit, Leistungsknick, Luftnot bei Belastung und Schlafstörungen hinzu, dann besteht eine **Akute Bergkrankheit** („acute mountain sickness", AMS). Unterhalb von 3000 m leiden 1/3, oberhalb von 4000 m 2/3 aller Bergsteiger. Gegen die AMS sprechen ein Fehlen der Kopfschmerzen, erstes Auftreten nach mehr als 72 Stunden auf neuer Höhe, eine prompte Linderung durch Trinken oder Rasten sowie eine ausbleibende Besserung nach Abstieg.

Keine Besserung der Kopfschmerzen und der Übelkeit trotz Ibuprofen bzw. Reisetabletten? Das Schwindelgefühl wird zur Gangunsicherheit? Der Bergsteiger ist außerstande, barfüßig, in einer Linie ein Fuß vor dem anderen entlang zu balancieren („HACE-Test")? Fällt er durch leichtsinniges, unvernünftiges Verhalten auf? Dann geht die AMS in eine **Höhen-Hirnschwellung** über („high altitude cerebral edema", HACE). Oberhalb von 4000 m sind bis zu 1% der Bergsteiger betroffen. Schlimmstenfalls folgt Bewusstlosigkeit und Tod. Außer dem niedrigeren Sauerstoffgehalt gibt es noch einen weiteren Faktor in großer Höhe: Der niedrigere atmosphärische Druck presst weniger auf unsere Haut- und Lungenoberfläche, die womöglich deswegen anschwellen: Häufig fällt dieser Effekt durch **örtliche Schwellungen von Gesicht, Händen und Füßen** auf („high altitude localized edema", HALE), wenn man auf der Hütte in den Spiegel schaut oder der Ring am Finger klemmt. HALE gelten noch nicht als Höhenkrankheit, aber als ein Vorzeichen und sind bei Frauen doppelt so häufig wie bei Männern.

Besteht die **Luftnot auch in Ruhe** und nicht nur bei Anstrengung wie bei der AMS? Besteht zusätzlich Husten? Muss derjenige in Ruhe mehr als 20 Atemzüge pro Minute tun? Kann er nicht mehr ohne Luft zu holen von eins bis zehn zählen? Das ist verdächtig auf das **Höhen-Lungenschwellung** („high

altitude pulmonary edema“, HAPE). Oberhalb von 3000 – 4500 m, bei Vorerkrankungen auch tiefer, ereilt das bis zu 1% der Bergsteiger. Im Extremfall brodelt die Lunge und es findet sich eine blaue Hautfarbe (Blausucht, „Zyanose“). Lebensgefahr! HAPE kann ohne eine vorangegangene AMS auftreten! Husten alleine, ohne Luftnot, ist noch keine Höhenkrankheit und keine HAPE. Schwillt hier die Bronchialschleimhaut an - wie bei einem Infekt, Rauchern oder Asthma? Das ist spekulativ. Allgemein wird dieser **Höhenhusten** („khumbu cough“) durch die trockene Höhenluft erklärt.

Sehstörungen in großer Höhe sind (1.) Zeichen der **Höhen-Hirnschwellung (HACE)**, aber auch (2.) Nebenwirkung von **Sildenafil** bzw. Tadalafil (Viagra®, Cialis®) - zur Prophylaxe der akuten Bergkrankheit: Dann sofort absetzen, Erblindungsgefahr. Das gilt auch, wenn sie nur die Manneskraft im Flachland stärken sollten! (3.) Höhenbedingte **Einblutungen der Netzhaut** („high altitude retinal hemorrhage“, HARHR) und Schwellungen des Sehnerven oberhalb von 4500 m Höhe bleiben oft unbemerkt, außer das Areal des schärfsten Sehens ist berührt, „gelber Fleck“ oder „Makula“ genannt. Diabetiker sollten vorher zum Routine-Check beim Augenarzt, bevor sie in große Höhen aufsteigen. Acetylsalicylsäure (Aspirin®, ASS) sollte nicht gegen den Höhenkopfschmerz genommen werden, denn es hemmt die Blutgerinnung und provoziert Blutungen der Netzhaut - und allgemein bei Verletzungen. (4.) **Schneeblindheit** gibt es auch ohne Schnee: Die Höhenluft lässt mehr UV-Licht durch, ohne Sonnenbrille sind die Augen gerötet, schmerzhaft und tränen. Die verquollenen Augenlider werden zugekniffen. Erste Hilfe: kühle Umschläge, Dexpanthenol-Augensalbe, ein bis zwei Tage die Augen geschlossen halten und ggf. Ibuprofen. Kontaktlinsen müssen entfernt werden. Sonnenbrille verloren? Schneide aus einer Rettungsdecke einen Streifen und binde den über die Augen. Das bietet einen ähnlichen Lichtschutz und hält 98% der UV-Strahlung zurück, siehe S. 62/Abb. 33.

(5.) **Kontaktlinsen** sind in der Höhe suboptimal: sie schützen nur die durchsichtige Hornhaut, nicht die Augenbindehaut. Die Hornhaut wird unter ihnen schlechter mit Sauerstoff versorgt. Die unterwegs erschwerte Hygiene provoziert Infektionen und wenn sie bei Minustemperaturen nicht im Schlafsack aufbewahrt werden, dann gefrieren sie.
(6.) **Verletzungen der Augen** sind bei fehlender Brille durch feine Metallsplitter möglich, die vom Eispickel oder Hammer kometenartig ins Auge einschlagen. Die unmittelbare Irritation dauert nur kurz, erst nachts setzen mit der Infektion die Schmerzen ein. Sofortiger Abstieg, es droht der Verlust des Augenlichtes! Falls vorhanden, ist bis zur augenärztlichen Behandlung eine antibiotische Augensalbe sinnvoll. Das gleiche passiert auch im Flachland, typischerweise beim Abschlagen von Kacheln. (7.) Wurde die **Hornhaut des Auges operiert**, um eine Kurz- oder Weitsichtigkeit zu beheben, kann in der Höhe eine leichte Fernbrille nötig sein.

Behandlung der Höhenkrankheiten. Kaffee und Ibuprofen lindern Kopfschmerzen, Reisetabletten mit Dimenhydrinat die Übelkeit. Beachte die Beipackzettel. Es gibt ernsthafte psychologische Studien, die nach Paracetamol eine größere Risikofreudigkeit feststellen - in der Höhe wäre das ungut. Steige unter Medikation nicht weiter auf. Erst wenn die Beschwerden nach ein oder zwei Ruhetagen auf der Hütte abgeklungen sind, ohne dass noch Medikamente benutzt werden („Akklimatisierung“), kann die Tour weitergehen. Bei den leisesten Anzeichen eines **HAPE, HACE** oder eines **Sehverlustes** muss derjenige runter vom Berg. Rufe die Bergrettung und lasse dich beraten, allerdings ist eine Hubschrauberrettung in vielen Regionen der Welt ungewiss und kann auch in den Alpen an Zweiteinsätzen, Schlechtwetter oder Einbruch der Dämmerung scheitern. Besser der Abstieg geschieht frühzeitig, solange der Erkrankte noch gehfähig ist, körperliche Reserven hat, die Sonne scheint und das Wetter stimmt. Idealerweise wird er getragen. Medikamente

können den Abstieg sicherer machen, aber nicht ersetzen. Wenn eine Evakuierung unmöglich ist, hilft erhöhte Oberkörperlagerung (min. 30°, entlastet Kopf und Lunge), Warmhalten (Kältezittern verstärkt sonst den Sauerstoffmangel) und – sofern vorhanden – die Gabe von Sauerstoff. Lasse den Erkrankten nicht alleine. Zusätzlich können Ärzte für den Notfall - nach gründlicher *individueller* Beratung - Dexamethason und Nifedipin verschreiben.

Prophylaxe der Akuten Bergkrankheit: Akklimatisiere dich über mehrere Tage, wenn 2000 – 2500 m Höhe erreicht sind. Steigere dann die Schlafhöhe nur um 300 - 500 m pro Nacht, steige tagsüber höher, als du nachts schläfst und lege ggf. zusätzliche Ruhetage ein.
Verzichte im allgemeinen auf Medikamente. Zwar ist Acetazolamid wenig riskant - außer bei Schwangerschaft, Stillzeit, Kindern und Vorerkrankungen, aber leider ineffektiv: Auf 3000 - 4000 m haben etwa 50% eine AMS (Cusco, Kilimandscharo, Everest-Trek). Mit Acetazolamid sind´s kaum weniger, d. h. die meisten nehmen das Mittel umsonst ein, dazu kommen Nebenwirkungen bei 25%: Bauchschmerzen, Kribbeln der Hände, nächtlicher Harndrang und das Bier schmeckt scheußlich. Koka-Blätter? Sind nur ein Initiationsritus von Andentouristen: In Cusco, auf 3400 m, hatten damit Reisende häufiger eine AMS als der Durchschnitt wie im Vergleich zu Acetazolamid (Salazar 2012, Beobachtungsstudie mit 988 Teilnehmern). Ich lasse es lieber drauf ankommen und nehme Ibuprofen, falls doch der Schädel brummt. Aha, warum nicht gleich präemptiv Ibu schlucken? Weil der Höhenkopfschmerz ein sinnvolles Stoppsignal ist! Außer du landest schon das dritte Mal in La Paz und weißt schon, was dich erwartet. Fazit: Nehme Beschwerden in großer Höhe als mögliche Höhenkrankheit ernst und verzichte auf Leistungsdruck durch andere oder dich selbst. Denn deine Gesundheit ist zu wertvoll und die Berge zu *atemberaubend*.

9. Übelkeit, Erbrechen, Durchfall, Bauchschmerz.

Um auf den Bauch des Erkrankten fühlen zu dürfen, sind Vertrauen, Einverständnis und Privatsphäre nötig. Mit einer Knierolle und erhöhtem Oberkörper entspannt die Bauchdecke. Untersucher sollten angenehm warme Hände haben. Oft spannen Erkrankte die Bauchdecke aus Angst oder reflektorisch an. Klar: Eine gründliche Untersuchung ist ärztliche Sache. Hier werden nur leicht erkennbare Zeichen erläutert, um fernab einer medizinischen Versorgung die Augen offen zu haben und klug zu entscheiden. Die Fehlen solcher Befunde schließt keinesfalls eine ernste Erkrankung aus!

Das sind **ALARMZEICHEN** - sofort Notruf bzw. Evakuierung, wenn es keinen Rettungsdienst gibt:

1. **Brettharte Bauchdecken** oder das Erbrechen von Kot: Darmverschluß und/oder Bauchhöhlenvereiterung?
2. **Bewusstseinsstörungen**: Sepsis („Blutvergiftung") oder Ketoazidose (Übersäuerung bei Diabetikern)?
3. **Hinweise auf innere Blutungen**:
   - **Schmerzen nach einem Unfall** deuten auf eine Verletzung von Leber, Milz oder großer Gefäße.
   - **Magen- oder Zwölffingerdarmblutungen:** Erbrechen von Blut- oder schwarzem „Kaffeesatz", hellroter Stuhlgang o. klebriger, pechschwarzer „Teerstuhl".
   - **Hinweise auf schlechten Kreislauf** (S. 14)**:** verzögerte Kapillarfüllung, schnelle Atmung, „kalter Schweiß", schneller, schlecht tastbarer Puls.
   - Die **Leistenpulse** sind **nicht oder nur einseitig** tastbar, während die am rechten Arm gut zu fühlen sind - möglich ist hier ein Verschluss oder Einriss der Bauchschlagader. Oft besteht eine Querschnittslähmung.
4. Nehme Bauchschmerzen in der **Schwangerschaft** immer ernst. Gehe umgehend zur Frauenärztin oder in eine gynäkologische Abteilung. Dass gilt auch, wenn die Periode erst 2 - 4 Wochen auf sich warten lässt. Bei Kollaps: 112!
5. Plötzliche, starke Bauchschmerzen bei **Älteren** mit völlig

unregelmäßigem Puls (Vorhofflimmern) sind verdächtig auf den pfropfartigem Verschluß eines Darmgefäßes.

Alleinige Blutstreifen auf dem Stuhl oder dem Toilettenpapier sind OHNE Bauchschmerzen meist nur kurze Hämorrhoidenblutungen. Bestehen sonst keine Alarm- oder Warnzeichen (s. u.), sind keine Leber- oder Blutgerinnungsstörungen bekannt, werden keine Blutverdünner eingenommen, dann lässt sich das am nächsten Werktag über den Hausarzt klären.

WARNZEICHEN bei Bauchschmerzen, hier ist eine umgehende ärztliche Untersuchung notwendig:

1. **Einseitige** Bauchschmerzen.
2. **Zunehmende** Bauchschmerzen innerhalb von Stunden.
3. **Kleinkinder** geben oftmals Bauchschmerzen an, obwohl sie ganz woanders ein ernsthaftes Problem haben, z. B. eine Hirnhaut-, Mittelohr- oder Lungenentzündung.
4. Um den **„Loslassschmerz"** zu prüfen, drücke mit deiner Hand sanft und langsam den Bauch mehrere Zentimeter tief ein, um sie nach Vorwarnung - zack - wieder wegzuziehen. Dies wird rechts und links, über Ober-, Mittel- und Unterbauch getestet. Normalerweise darf das Loslassen nicht schmerzen. Wenn doch, so ist das hochverdächtig auf Bauchdeckenreizung („Peritonitis"), z. B. durch eine Blinddarmentzündung („Appendizitis"), welche jeder 12., meist vor dem 40. Geburtstag erleidet. Hier **schmerzen auch kleinste Erschütterungen** beim Husten, Lachen, Autofahren oder provoziert durch Hopsen auf der Stelle. So **vermeidet derjenige jede Bewegung** und **zieht das Bein an,** um die Bauchdecke zu entspannen.

Ohne Alarm- oder Warnzeichen, wenn neben Übelkeit, Erbrechen und etwas Bauchkrämpfen noch **Durchfälle** bestehen, darf man **zunächst (!)** von harmlosem **Brechdurchfall** (Magen-Darm-Grippe, Gastroenteritis) bzw. Lebensmittelvergiftung ausgehen. Bei viraler Ursache, kommen noch leichtes Fieber, Kopfschmerzen und diffuse Gliederschmerzen hinzu. In einer Familie oder Gruppe sind oft mehrere betroffen. Dauer: 12 - 36 Stunden bei einer Lebensmittelvergif-

tung, drei bis vier Tage bei Viren, 10 - 14 Tage wechselnder Verlauf bei Campylobakter- oder Salmonellenbakterien. **Erste Hilfe:** Hygiene, leicht gesüßte Kamillen- oder Ingwertees. Gut verdaulich sind Kürbis-, Karotten- oder Kartoffelsuppen.

Beipackzettel beachten:

- Ingwer- oder Reisetabletten lindern die Übelkeit.
- Loperamid-Tabletten bremsen Durchfälle, um eine mehrstündige Rückfahrt zu überstehen, sind aber nur für max. 48 Stunden erlaubt. Nicht für unter 12jährige, nicht bei Fieber, blutigem Durchfall oder nach Antibiotika. Nicht mit chininhaltiger Bitterlemon oder Tonic water: hier gibt´s gefährliche Wechselwirkungen mit Loperamid!
- Antibiotika? Die Heilung beschleunigen sie kaum, provozieren aber Resistenzen und bei o. g. Bakterien eine asymptomatische Einnistung und Dauerausscheidung.

Als weitere, häufige Ursachen für (leichte) Bauchschmerzen kommen bei **Kindern und Jugendlichen auf Reisen** in Frage:

1. **Heimweh:** erste große Fahrt?
2. **Vergessene Unverträglichkeiten** von Gluten, Fruktose oder Laktose? Schokolade-Gummibärchen-Chips-Diät?
3. **Verstopfung** (ab dem 4. Tag), weil das tiefe, dunkle Mietklo unheimlich ist, der Donnerbalken zu hoch angebracht ist oder die sanitären Anlagen nicht denen zu Hause entsprechen? Erste Hilfe: Viel Bewegung und Trinken, besonders warme Milch mit Honig oder Kakao, täglich Äpfel, Birnen oder anderes Obst. Empfehlenswert sind Pflaumen, Kirschen, Wassermelonen, Feigen, Tomatensaft, Müsli und Vollkornprodukte.
4. **Erste Periode** bei Mädchen ab 11 Jahren? Erste Hilfe: Privatsphäre, weibliche Vertrauensperson, Hygieneartikel. Wärmflasche, Buscopan®, Ibuprofen oder Naproxen lindern die Unterbauchkrämpfe. Beipackzettel beachten.

Bestehen dagegen **ALLEIN Übelkeit** oder **Erbrechen - ohne Bauchschmerzen** und Durchfall? Da ist von Sonnenstich bis Schwangerschaft vieles möglich: Suche ärztliche Hilfe auf.

10. Fieber, Infektionskrankheiten, Malaria.

Fieber ist definiert als eine Körperkerntemperatur (KKT) über 38 oder 38,3°C, d. h. im Körperrumpf gemessen, z. B. unter der Zunge. Für Reisen sind die Nexttemp®-Thermometer ideal, sie funktionieren mit Thermodioden ohne Batterie. Fieber ist ein wichtiges, aber unspezifisches Krankheitszeichen und zunächst nichts „Krankes", sondern die **normale Abwehrreaktion** des Körpers gegen Viren und Bakterien, welche sich bei erhöhten Temperaturen schlechter ausbreiten können. Fieber entsteht über „Prostaglandine", welche im Gehirn die Zieltemperatur nach oben verschieben. Zudem machen uns diese immunologischen Botenstoffe **schmerzempfindlich**, so dass häufig Kopf, Zähne, Rücken und Glieder weh tun. Nicht nur bei Infektionen kann Fieber auftreten, sondern stets, wenn irgendwo im Körper Gewebe geschädigt wurde: nach Unfällen, einem Herzinfarkt, bei schweren Höhenkrankheiten und selbst bei einem großen Sonnenbrand. Um das nach oben gesteckte Ziel zu erreichen, zittern wir unwillkürlich und heizen mit der entstehenden Muskelwärme unseren Körper auf. Dieser **Schüttelfrost** ist im Prinzip das Gleiche wie Kältezittern, nur mit einer anderen Solltemperatur. Wird das Temperaturziel überschritten, kommt es zum Schweißausbruch, um durch Verdunstungskälte die Wärme wieder abzugeben. Gleiches passiert, wenn wir mit Ibuprofen oder Paracetamol die Bildung der Botenstoffe bremsen und der Zielwert wieder fällt.

Es gibt nur wenige gute Gründe, diese sinnvolle Abwehrreaktion zu bremsen, dazu zählen Verwirrtheit, Phantasieren, ein schweres Krankheitsgefühl, ein epileptischer Fieberkrampf, ein Schlaganfall, eine schwere Hirnverletzung oder Temperaturen über 40°C. Die allererste Maßnahme ist **Aufdecken**, d. h. nur dünne Bekleidung und Decken. Hohe Temperaturen können durch **feuchtkalte Umschläge** an Stirn, Bauch oder mit Wadenwickeln gesenkt werden, sofern das

angenehm ist. Je höher das Fieber, desto wichtiger ist ausreichendes Trinken, weil viel Flüssigkeit verdunstet. Wenn überhaupt, sollten **Paracetamol** oder **Ibuprofen** nur sparsam eingesetzt werden, sofern im Beipackzettel nichts dagegen spricht. Bei einem Wassermangel, z. B. aufgrund starken Schwitzens, können sie die Niere schädigen. Achtung: **Aspirin**© (ASS, Acetylsalicylsäure) kann bei **Kindern** mit fieberhaften Atemwegsinfekten **das Gehirn schwer schädigen!** („Reye-Syndrom"). Fiebersenkende Mittel einzunehmen und gleich wieder Sport zu treiben oder Rucksäcke zu schleppen, weil man sich scheinbar „gesund" fühlt, ist unklug: Da Virusinfekte oft den ganzen Körper malträtieren, ist häufig der Herzmuskel unbemerkt entzündet („Myokarditis") und kann bei physischen Anstrengungen überlastet werden. Nach der Genesung sollte deshalb noch drei Tage gewartet werden, bis man sich wieder privat oder beruflich körperlich betätigt.

Das **Befinden** des Fiebernden sagt mehr aus als die gemessene Fieberhöhe: Geht es ihm noch recht gut oder ist er richtig krank? Wenn eine alltägliche Erkältung besteht oder eine andere harmlose Ursache plausibel erscheint, kann zunächst abgewartet werden. Dagegen ist in den folgenden Situationen ein Arzt erforderlich:

- Du hast ein **ungutes Gefühl**, das Ganze ist **anders als sonst.**
- Das **Allgemeinbefinden** ist schwer **beeinträchtigt. Fiebernde Säuglinge**, erst recht bei „Trinkschwäche", denn so ihr Name, ist Saugen ihr Job. **Kleinkinder ab 39°C**.
- Nach **Entbindung, Kaiserschnitt** oder **Fehlgeburt.** Kindbettfieber darf nicht leichtfertig auf die häufige Brustentzündung der Stillenden geschoben werden, die zudem auch ärztlich behandelt werden muss.
- Bei chronischen **Herz-, Lungen**- oder **Nierenkrankheiten** und **schwachem Immunsystem:** über 65-jährige, bei Diabetes, Alkoholsucht, Krebs, Unterernährung, HIV/AIDS, bei Einnahme von Kortison, von „Immunsuppressiva"

oder von „Agranulozytose“-auslösenden Mitteln.

- **Verwirrtheit, Lethargie, Schläfrigkeit,** schlechte Erweckbarkeit, starke Kopfschmerzen.
- **Atem- und Kreislaufprobleme,** erkennbar an Luftnot, mehr als 20 bis 30 Atemzüge/Minute in Ruhe, verzögerte Kapillarfüllung (S. 14), das Treppensteigen ist unmöglich, bläuliche Lippen oder Fingerspitzen. Bei Kindern: Nasenflügeln oder Einziehungen zwischen den Rippen.
- **Epileptischer Krampfanfall** (S. 15ff) oder **Lähmungen**.
- Starke **Bauchschmerzen**, besonders mit Erbrechen, Loslassschmerz oder blutigen Durchfällen (S. 51f).
- Bei **infizierten Wunden** oder einem entzündeten Gelenk mit Schmerzen, Schwellung, Rötung und Überwärmung.
- Bei **Fieber über eine Woche** (bzw. Husten über zwei, Heiserkeit über 6 Wochen) oder wenn der Zustand – egal ob mit oder ohne Fieber - sich nicht nach einigen Tagen bessert. Eine normale Erkältung klingt durchschnittlich nach 4 bis 5 Tagen ab und ist nach 7 bis 8 Tagen überstanden.

Fieber nach Reisen. Wer nach dem **Zelten** fiebert, sollte den Arzt auf die mäßige Hygiene und ggf. feuchten Untergrund hinweisen. Gleiches gilt für **Wassersportler** (z. B. Kanuten, Triathleten), **Jäger, Angler**, **Kanalarbeiter** und **Landwirte**. Hier kommen - auch in Mitteleuropa - sonst im Alltag seltene Infektionskrankheiten vor, die ohne den Hinweis nur schwer erkannt werden. Das gilt erst recht während und nach einem Aufenthalt in den **Tropen** oder **Subtropen** in den letzten **12 Monaten.** Hier sind Labortests und eine Blutmikroskopie nötig, um **Malaria** auszuschließen. Jährlich bringen bis zu 1000 Deutsche, 100 Österreicher und 400 Schweizer diese Krankheit mit nach Hause. Trotz korrekter Prophylaxe ist Malaria möglich! Gegen Malaria sprechen ein Hautausschlag, Halsschmerzen oder geschwollene Lymphknoten, ansonsten bietet sie einen bunten Strauß an **Symptomen:**

- Fieber, allgemeine Schwäche, Kopf-, Rücken- und Muskelschmerzen, Atem- und Kreislaufstörungen, Verwirrtheit,

Schläfrig- oder Bewusstlosigkeit, epileptische Krämpfe,

- Gelbe Augen, gelbe Haut und winzige Hautblutungen, fehlender Appetit, Übelkeit, Durchfall (in 25%!) und
- wenig, dunkler Urin (Nierenversagen). Teils verfärbt das aus zerstörten roten Blutkörperchen freigesetzte Hämoglobin den Urin schwarz („Schwarzwasserfieber"), das gibt´s auch bei anderen fieberhaften Tropenkrankheiten.

Bei hohem und mittlerem Risiko im Zielgebiet wird eine **kontinuierliche Malariaprophylaxe** unter Beachtung der individuellen Vorerkrankungen ausgewählt. Bei geringem Risiko ist eine **„Stand-by"-Medikation zur Selbstbehandlung** unterwegs dagegen sinnvoller bzw. wird bei einem mittleren Risiko alternativ zur Prophylaxe vorgeschlagen:
Die Einnahme dieser **Notfalltabletten** soll erfolgen:

- bei **Fieber über 38°C** (Achselhöhle, entspricht ~ 38,3°C im Mund) gemessen über mindestens 24 Stunden - *UND* -
- wenn **mehr als 6 Tage** seit der Einreise in das Malariagebiet vergangen sind (Mindestinkubationszeit) - *UND* -
- **keine Möglichkeit einer ärztlichen Untersuchung** incl. Blut-Mikroskopie innerhalb von 48 Stunden besteht.

Meist wird dazu Atovaquon/Proguanil rezeptiert (z. B. Malarone®, 12 Tbl. à 250/100 mg, 40 Euro): je 4 Tbl. 1 x täglich zur gleichen Zeit über 3 Tage, Einnahme mit fettreichem Essen, **nicht** mit Metoclopramid oder Doxycyclin, s. Beipackzettel.
Achtung: Suche **trotz der Einnahme schnellstmöglich** einen **qualifizierten Arzt** oder ein Hospital auf, erstens wegen möglicher Resistenzen und der unsicheren Wirkung bei schweren Verläufen, zweitens weil es viele Gründe für Fieber gibt.

11. Empfängnisverhütung auf Reisen

Trotz Einnahme der Anti-Baby-Pille (ABP) wird während eines Jahres eine von 250 Frauen schwanger: Der „Pearl-Index" beträgt rund 0,4 Schwangere/100 Frauen/Jahr. Die Gefahr nimmt zu bei (1) höherem Körpergewicht mit BMI > 30 kg/m² oder > 80 kg, (2) Erbrechen oder Durchfall innerhalb

von drei Stunden nach Einnahme, (3) Aufbewahrung der ABP über 30°C - besser unter 25°C, (4) um mehr als 12 Stunden verspätete Einnahme - bei Levonorgestrel schon nach mehr als drei Stunden und (5) Wechselwirkung mit anderen Medikamenten - siehe Beipackzettel. Im Zweifel: Kondome. Verstaue auf Reisen eine Reservepackung im Handgepäck.

ABP erhöhen das Risiko von Venenthrombosen und **Lungenembolien** (Pfropf in einer Lungenarterie), erst recht bei Raucherinnen. Unabhängig davon werden im Hochgebirge mehr Embolien befürchtet, so dass ABP länger als eine Woche oberhalb von 4500 Meter von der Medical Commission der weltweiten Bersteigervereinigung UIAA vorsichtig hinterfragt werden.[1] Um unterwegs bei fehlenden sanitären Anlagen die **Periode zu verschieben,** werden ABP gerne durchgehend, ohne Pillenpause eingenommen. Das ist zwar „off label“: Die Präparate sind dazu nicht geprüft und Blutungen sind trotzdem möglich - doch der Empfängnisschutz bleibt bestehen. Bei Fernreisen mit **Zeitverschiebung** werden die ABP entweder stur alle 24 Stunden weiter eingenommen - mit der Gefahr, sie zur neuen Ortszeit zu vergessen. Oder der Tageszeitpunkt soll bestehen bleiben - dann kann ein durch die Zeitumstellung zu langes Intervall mit einer zusätzlichen „Zwischenpille“ überbrückt werden. Bei Gestagen-Östrogen-Kombinationspillen wird dazu die letzte im Pillenblister verwendet. Ein verkürztes Intervall ist unbedenklich. Eine oder mehrere ABP vergessen? Dann hole die letzte vergessene Pille schnellstmöglich nach (heißt u. U. zwei am gleichen Tag) und verwende zusätzlich Kondome, bis ein neuer Pillenzyklus/Blister startet. Beachte den Beipackzettel.

„Pille danach“: Eine hormonelle Notfallverhütung ist ratsam bei ungeschützem Verkehr („UPSI“: unprotected sexual intercourse): vergessene ABP, Kondompannen, verrutschtem Scheidenpessar oder Verkehr ganz ohne Schutz. UPA (Ulipristalacetal, EllaOne®, 37 Euro) ist sicherer als hochdosiertes LNG (Levonorgestrel, Pidana®, Unofem®, Vikela®,

17 Euro): Trotz UPA werden 0,9% schwanger, bei LGN sind es 2,3%. Beide verschieben den Eisprung bis hoffentlich alle Spermien untergegangen sind. Heißt 1) Keine Befruchtung - Es sind keine Abtreibungspillen. 2) Sie müssen vor dem Eisprung genommen werden und wirken in den ersten 24 h am besten, nach 48 - 36 h nach UPSI (LGN) bzw. 120 h (UPA) nicht mehr. 3) Da der Zeitpunkt des Eisprungs variabel und schwer vorhersagbar ist, ist der *Einsatz während des gesamten Zyklus sinnvoll,* bis wieder die Periode einsetzt. Die Erfolgsrate von LNG lässt sich mit der einmaligen Einnahme von 40 mg Piroxicam verbessern, bei gleicher Verträglichkeit. Dieses Schmerzmittel verschiebt den Eisprung, ist allerdings rezeptpflichtig.(2) Bei Arzneimitteln, die den Abbau von UPA und LNG beschleunigen (Johanniskraut, Rifampicin, Rifambutin, diverse Antiepileptika, Anti-HIV-Mittel) ist eine Kupferspirale theoretisch sicherer, den Effekt mit der doppelten Menge LNG - off label - auszugleichen aber logistisch einfacher. Das gilt nicht für UPA, das noch schneller abgebaut wird! Kein UPA bei schwerem, mit Kortisontabletten behandeltem Asthma. UPA und LNG sind u. U. schädlich bei Leberkrankheiten. Nebenwirkungen sind Übelkeit, Erbrechen, Schwindel, Blutungsstörungen (Zwischen- oder Schmierblutungen, stärkere oder verspätete Periodenblutung), Kopf- und Unterleibschmerzen. Nimm´ erneut eine Tablette, wenn es innerhalb von drei Stunden nach der ersten Einnahme zu Erbrechen kam, ebenso nach erneutem UPSI im gleichen Zyklus, denn es besteht kein anhaltender Schutz.

UPA und LNG werden nach Beratung in Apotheken (D/A/CH) rezeptfrei abgegeben, auch auf Vorrat und an beratungsfähige Männer. Unter 22 Jahre auf Rezept als Kassenleistung, teils wird von Unter-14jährigen das Einverständnis der Eltern verlangt. Die Weltgesundheitsorganisation WHO sieht die „Pille danach" als unentbehrliches Arzneimittel an, doch in vielen Ländern sind Verfügbarkeit und Rezeptfreiheit nicht gegeben(3), so dass die Mitnahme in der Reiseapotheke rat-

sam ist. **Kupferspiralen** bieten allgemein und auf Reisen eine nicht-hormonelle Empfängnisverhütung über fünf Jahre hinweg, Pearl-Index 0,4 - 0,8, ggf. zusätzliche Kondome. Die individuelle Verträglichkeit (z. B. stärkere Periode) sollte ein halbes Jahr vor Abreise getestet werden. Kurz vorher ist die Einlage nicht sinnvoll. **Hormon-Depotspritzen** und **Vaginalringe** sind weitere Methoden zur Empfängnisverhütung, die keinen exakten Einnahmezeitpunkt brauchen und unabhängig von Erbrechen funktionieren.

(1) https://theuiaa.org/documents/mountainmedicine/UIAA_MedCom_Empfehlung_Nr_14__Kontrazeption_2009_V1-1.pdf (2) Li, HWR et al. Oral emergency contraception with levonorgestrel plus piroxicam (...) Lancet 2023 Aug 16;S0140. (3) https://en.wikipedia.org/wiki/Emergency_contraceptive_availabilty_by_country

12. Vorschlag für ein Erste-Hilfe-Set.

Die Preise sind gerundet und ohne Gewähr.

- Mobiltelefon. Notizzettel, Bleistift (= ist wasserfest!).
- Lebensmittel-Plastikbox als Behältnis (4 Euro) oder Erste-Hilfe-Tasche. 2 Paar latexfreie Einmal-Handschuhe.
- Coghlan´s® Faltschere de luxe (5 Euro), Nymphia®-Zeckenschlinge (5 Euro), Splitterpinzette, Mini-Schraubenzieher für das Brillengestell, Trillerpfeife, Stirnlampe, evtl. Lupe. SeaBand®-Akupressurbändchen (12 Euro) gegen Reise- und Seekrankheit, beachtliche Wirkung auch bei Kindern.
- Pflastersammlung: Verbandstuch 60 x 80 cm, Mullkompresse, -binde, Verbandpäckchen groß, unsterile Pflaster zum Zuschneiden, Blasenpflaster, Klammerpflaster für Platzwunden, z. B. SteriStrips®, Cosmoplast® prime Spezial Wundnahtstreifen (Summe ca. 16 Euro).
- Festes Sport-Tape für Knöchel, Kinesiologie-Tape (S. 34ff).
- Evtl. Octenisept®-Wunddesinfektion (6 Euro), formal nur in der Selbstbehandlung zulässig, jedoch wenig riskant. Notfalls macht´s auch Brennspiritus (vergällter Alkohol), der - auf der Haut - auch gegen die Erntekrätze wirkt.

Die **„Rettungsdecke"** wiegt nur 60 g und doch besitzt außergewöhnlich viele Einsatzmöglichkeiten:

- Saubere **Verletzenablage,** provisorisches, **unsteriles Verbandtuch,** zur **Amputat-Aufbewahrung,** nicht-haftende Wundabdeckung von Verbrennungen oder - ein Schnipsel davon - als provisorisches Blasenpflaster.
- Das **reißfeste Material** dient als Tourniquet (S. 28f) oder - diagonal gefaltet - als Dreiecktuch bzw. Armschlinge.
- **Wärme-, Nässe- und Windschutz** - dafür ist sie gemacht.

Abb. 31: *Die* ***„Windeltechnik"*** *erschwert das Wegflattern im Sturm.*

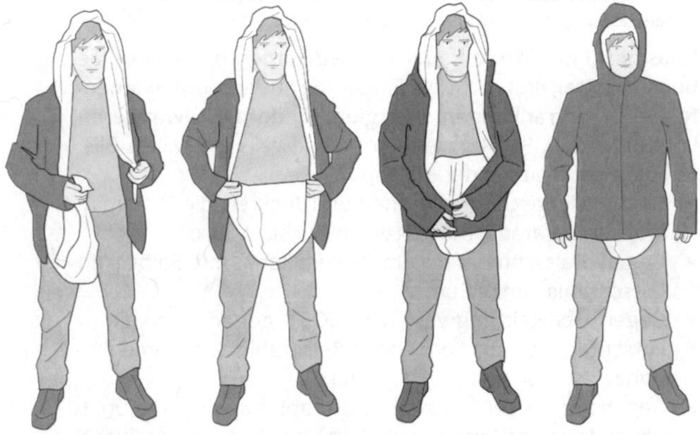

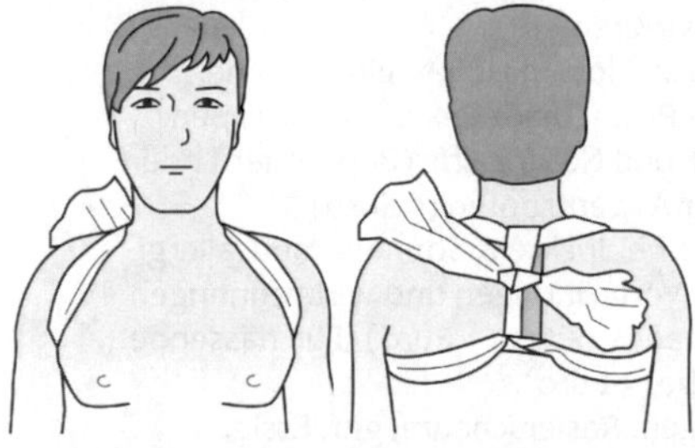

Abb. 32: Rucksackverband. *Am häufigsten von allen Knochen bricht das* ***Schlüsselbein,*** *typisch beim Radfahren mit Sturz auf die gestreckten Arme. Das Knacksen und die unterbrochene Knochenkontur sind leicht zu ertasten. Ist das Schlüsselbein intakt, aber sein äußeres Ende schmerzt*

oder steht federnd nach oben ab, so ist das ***Schultereckgelenk gezerrt*** *oder* ***zerrissen*** *(S. 38/Abb. 28). Der* ***Rucksackverband*** *stellt beide Verletzungen ruhig, hier mit einer Rettungsdecke improvisiert, gefaltet zu einem 5 cm breiten und 210 cm langen Streifen. Hinterm Nacken und unter den Achseln anlegen und über der Wirbelsäule festzurren.*

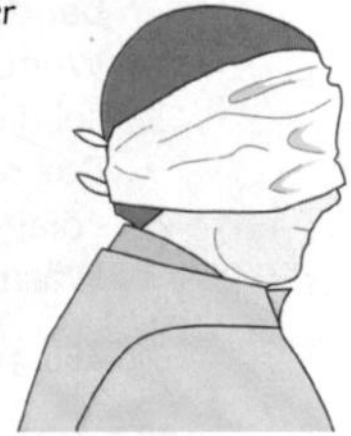

Abb. 33: Ersatzsonnenbrille. *Probiere es aus: ein Streifen der Rettungsdecke als UV-Schutz um die Augen gebunden. Grün gefärbte Militärversionen sind jedoch undurchsichtig.*

Quellen: Isser M et al. Die Rettungsdecke als UV-Schutz. bergundsteigen 2019;28: 90-93, Haack F. Kalt, kälter, tot. bergundsteigen 2021;117:90-98; Isser M et al. Die multifunktionale Rettungsdecke. Alpinmed. Rundbrief 2022;67: 10-13

Hausmittel und freiverkäufliche **Medikamente:** Beachte die **Beipackzettel,** erst recht bei Einnahme anderer **Medikamente,** bei **Vorerkrankungen, Allergien, Kindern, Schwangeren** und **Stillenden.** Für Kurzreisen reicht jeweils ein halbes Blister, der Rest bleibt in der Hausapotheke.

- Gegen allergische Reaktionen und Juckreiz die Histaminblocker: Loratadin oder Cetirizin (7 Tbl., 4 Euro).
- Gegen Halsschmerzen: Emser-Pastillen® mit Salbei, 30 Lutschtabletten (5 Euro).
- Gegen Übelkeit: Ingwer (z. B. SOS® gegen Übelkeit 20 Lutschtabletten, 4 Euro) oder Reisetabletten (Dimenhydrinat, 20 Tabl. à 50 mg , 3,50 Euro).
- Gegen Schmerzen: Ibuprofen, 20 Tabl. à 400 mg (5 Euro).
- Gegen Durchfall Loperamid (S. 53), 20 Tbl. à 2 mg (3 Euro).
- Gegen Herpes: Aciclovir-Creme.
- Gegen Haut-/Vaginalpilz: Clotrimazol/-Vaginal-Creme. Sinnvoll bei Anti-Baby-Pillen, Diabetes u. in den Tropen.
- Dexpanthenol-Augen- und Nasensalbe (Bepanthen) oder Einzelportionen klarer Augentropfen (5 Euro).
- Aloe-vera-Gel, welches bei Juckreiz, Sonnenbrand, allergischen Hautausschlag, Verbrühungen und Verbrennungen ersten bis zweiten Grades nützt (3 Euro). Für nässende Wunden Zinkoxid-Salbe (3 Euro).
- Für Quallenverletzungen: Rasierschaum, ggf. Essig.